Saqib Salah Aufi

Diabetes e Obesidade: Um guia completo para a saúde e o bem-estar

Saqib Salah Aufi

Diabetes e Obesidade: Um guia completo para a saúde e o bem-estar

Abordagens baseadas em provas para prevenção e gestão

ScienciaScripts

Cover image: www.ingimage.com

This book is a translation from the original published under ISBN 978-620-8-06598-0.

Publisher:
Sciencia Scripts
is a trademark of
Dodo Books Indian Ocean Ltd. and OmniScriptum S.R.L publishing group

120 High Road, East Finchley, London, N2 9ED, United Kingdom
Str. Armeneasca 28/1, office 1, Chisinau MD-2012, Republic of Moldova, Europe
Printed at: see last page
ISBN: 978-620-8-28852-5

Resumo

A diabetes e a obesidade emergiram como os principais problemas de saúde pública global nas últimas duas décadas, com uma epidemia crescente de diabetes mellitus tipo 2 (DM2) atribuível ao aumento das taxas de obesidade. Com estudos aprofundados baseados em provas, este volume explica os temas inter-relacionados da patogénese, terapia e prevenção destas doenças, oferecendo aos médicos uma referência completa a novas técnicas de gestão. Destaca também os últimos avanços neste domínio. Este texto abrangente, que se destina a especialistas em saúde pública, endocrinologistas e diabetologistas, oferece informações críticas sobre as caraterísticas preventivas destas operações. Para além disso, o livro confronta eficazmente as políticas de saúde pública associadas a estas doenças e aponta as tendências epidemiológicas mais significativas, particularmente no Sudeste Asiático. Este recurso abrangente sublinha o papel crítico de uma equipa multidisciplinar e oferece perspectivas inovadoras sobre os cuidados com a diabetes.

Palavras-chave: Controlo da Diabetes, Prevenção da Obesidade, Diabesidade, Medicina Baseada em Evidências

ÍNDICE DE CONTEÚDOS

Capítulo 1: Introdução

A diabetes mellitus e a obesidade emergiram como dois dos mais importantes desafios de saúde pública do século XXI. Ambas as condições são doenças crónicas não transmissíveis (DNT), frequentemente coexistentes, e partilham mecanismos fisiopatológicos complexos, o que torna a sua gestão interligada e altamente relevante. A prevalência global da obesidade aumentou dramaticamente nas últimas décadas, levando a um aumento simultâneo da incidência da diabetes mellitus tipo 2 (DM2). A obesidade, particularmente a adiposidade central, desempenha um papel central no desenvolvimento da resistência à insulina, a marca registada da DM2 (Chandrasekaran & Weiskirchen, 2024; Ruze et al., 2023). De acordo com a Organização Mundial de Saúde (OMS), pelo menos 41 milhões de crianças com menos de 5 anos têm excesso de peso ou são obesas, e as projecções sugerem que este número irá aumentar significativamente nas próximas décadas, atingindo potencialmente 60% da população global em 2030 (Chandrasekaran & Weiskirchen, 2024).

A relação entre a obesidade e a DM2 está bem estabelecida, com estudos epidemiológicos que demonstram que a obesidade é o fator de risco mais importante para a DM2. A falta de insulina funciona porque a gordura corporal extra, especialmente a gordura visceral, liberta NEFAs e citocinas inflamatórias que perturbam as vias de sinalização da insulina (Chandrasekaran & Weiskirchen, 2024; Ruze et al., 2023). A resistência à insulina, por sua vez, prejudica o metabolismo da glucose e acaba por conduzir à hiperglicemia e à DMT2. Esta relação bidirecional entre a obesidade e a diabetes deu origem ao termo "diabesidade" para descrever a interdependência destas duas condições (Chandrasekaran & Weiskirchen, 2024).

O peso global da DMT2 é impressionante. Os investigadores projectam que os 537 milhões de adultos que vivem com diabetes estimados em 2021 aumentarão para 643 milhões em 2030 e 783 milhões em 2045 (Ruze et al., 2023; Chandrasekaran & Weiskirchen, 2024). O Sudeste Asiático, em particular, está a registar um aumento acentuado da prevalência de DMT2 devido à rápida urbanização, à mudança de hábitos alimentares e a estilos de vida sedentários (Ruze et al., 2023). A China e a Índia, que em conjunto representam uma proporção significativa da população mundial, estão na vanguarda desta epidemia, com 88,5 milhões de pessoas na China e 65,9 milhões na Índia atualmente diagnosticadas com DMT2 (Ruze et al., 2023). Os factores socioeconómicos estão estreitamente ligados ao aumento da obesidade nestas regiões, que é um dos principais motores da epidemia de diabetes.

A compreensão da epidemiologia, da fisiopatologia, do tratamento e da prevenção da diabetes e da obesidade é essencial para criar intervenções de saúde pública eficazes que visem as duas principais causas de morte. A obesidade pode agravar a presença de múltiplos aspectos relacionados com a patogénese da DMT2, incluindo a resistência à insulina, a disfunção das células beta e a inflamação crónica (Scheen et al., 2003). O crescimento excessivo do tecido adiposo, em particular do tecido adiposo visceral, conduz à resistência à insulina na obesidade através da libertação de citocinas inflamatórias e ácidos gordos livres que desregulam a ação da insulina (Ruze et al., 2023). Os investigadores identificaram a hiperglicemia descontrolada de longa data e a inflamação, que tornam as células beta disfuncionais e conduzem à deficiência de insulina, agravando assim o estado diabético (Scheen et al., 2003).

Dada a natureza interligada destas doenças, os tratamentos para a obesidade sobrepõem-se frequentemente aos tratamentos para a diabetes. Os estudos demonstraram a eficácia das intervenções farmacológicas como os agonistas dos receptores GLP-1 e os inibidores SGLT-2 na redução do peso e na melhoria do controlo glicémico (Scheen et al., 2003). A cirurgia bariátrica, particularmente o bypass gástrico, também provou ser altamente eficaz na reversão da obesidade e da DM2, com melhorias a longo prazo na perda de peso e nos resultados metabólicos (Ruze et al., 2023). No entanto, apesar da disponibilidade destes tratamentos, a prevalência global tanto da obesidade como da diabetes continua a aumentar, destacando a necessidade de estratégias de prevenção mais abrangentes que abordem o estilo de vida subjacente e os factores ambientais que contribuem para estas condições.

Neste estudo, pretendemos rever a literatura sobre todos os aspectos da diabetes e da obesidade, incluindo a sua epidemiologia, patogénese, tratamento e prevenção no Sudeste Asiático, onde estão a assumir rapidamente proporções alarmantes. Através de uma revisão crítica da literatura atual e da avaliação das diferentes abordagens terapêuticas, esta revisão fornecerá informações sobre as melhores estratégias para o tratamento e a prevenção destas doenças associadas.

Capítulo 2: Compreender a diabetes

2.1 Diabetes: Definição e classificação

A diabetes mellitus (DM) é uma doença metabólica crónica em que a hiperglicemia resulta de defeitos na secreção de insulina, na ação da insulina ou em ambas (American Diabetes Association, 2020). A glicemia crónica elevada pode, em última análise, levar a complicações como alterações nos olhos, na suspensão, nos nervos e no sistema cardiovascular. Classificamos a diabetes com base na sua etiologia, no mecanismo de desenvolvimento da doença e nas suas caraterísticas clínicas. Os principais tipos de diabetes incluem a diabetes tipo 1, a diabetes tipo 2, a diabetes mellitus gestacional (DMG) e tipos específicos causados por outras condições.

2.1.1 Diabetes tipo 1

A diabetes tipo 1 é uma doença autoimune em que o sistema imunitário do corpo ataca as células beta produtoras de insulina no pâncreas, levando a uma deficiência absoluta de insulina. Este tipo de diabetes é normalmente diagnosticado em crianças e jovens adultos, mas pode ocorrer em qualquer idade. Os indivíduos com DM1 necessitam de terapia com insulina durante toda a vida para sobreviver (Chiang et al., 2014). O aparecimento de sintomas como sede excessiva, micção frequente, perda de peso e fadiga é tipicamente rápido na DM1, o que a diferencia de outras formas de diabetes.

2.1.2 Diabetes tipo 2

A diabetes tipo 2 é a forma mais comum de diabetes, sendo responsável por cerca de 90-95% de todos os casos diagnosticados (American Diabetes Association, 2020). A DM2 resulta da resistência à insulina, em que as células do corpo não utilizam eficazmente a insulina, combinada com uma deficiência relativa de insulina. Inicialmente, o pâncreas compensa produzindo mais insulina, mas com o tempo, a produção de insulina diminui. Este tipo de diabetes está fortemente associado à obesidade, ao sedentarismo e a uma alimentação incorrecta (Zimmet et al., 2001). Os sintomas da DM2 desenvolvem-se frequentemente de forma gradual e incluem fadiga, visão turva, cicatrização lenta de feridas e infecções frequentes.

2.1.3 Diabetes Mellitus Gestacional (GDM)

A diabetes gestacional ocorre durante a gravidez e é definida como uma intolerância à glucose que é reconhecida pela primeira vez durante a gravidez. A DMG aumenta o risco de complicações tanto para a mãe como para o bebé e pode conduzir à D2 mais tarde na vida (American Diabetes Association, 2020). A DMG é geralmente diagnosticada através de testes de tolerância à glucose durante o segundo trimestre e, frequentemente, resolve-se após a gravidez. No entanto, é necessária uma monitorização e gestão cuidadosas para evitar resultados adversos.

2.1.4 Outros tipos específicos de diabetes

Outras formas de diabetes estão associadas a mutações genéticas, doenças pancreáticas ou condições induzidas por medicamentos. Os exemplos incluem a diabetes juvenil de início na maturidade (MODY), uma forma monogénica de diabetes, e a diabetes secundária resultante de pancreatite ou da utilização de esteróides (Saeedi et al., 2019). Estas formas são menos comuns, mas sublinham as diversas etiologias da diabetes.

2.2 Fisiopatologia da Diabetes

A fisiopatologia da diabetes é diferente consoante o tipo. A perda de células beta resulta em insuficiência de insulina, manifestando-se em última análise com hiperglicemia e disfunção metabólica (Atkinson et al., 2014). Resistência à insulina A resistência à insulina manifesta-se principalmente nos tecidos muscular, hepático e adiposo na diabetes tipo 2, levando a uma captação menos eficiente da glucose nestes tecidos e a um aumento da produção hepática de glucose (DeFronzo, 1991). Por exemplo, a hiperglicemia prolongada pode levar a complicações a longo prazo como a doença cardiovascular (DCV), uma condição que mata 75% dos doentes com diabetes tipo 2, bem como neuropatia, nefropatia e retinopatia (Garg et al. 2004).

2.3 Epidemiologia e taxas de prevalência

A nível mundial, a diabetes afecta mais de 537 milhões de adultos, com projecções que indicam um aumento para 643 milhões até 2030 (Federação Internacional da Diabetes [IDF], 2021). A prevalência da diabetes tipo 2 está a aumentar a um ritmo alarmante, em grande parte devido à obesidade e aos estilos de vida sedentários. Nos Estados Unidos, cerca de 34,2 milhões de pessoas têm diabetes, o que representa 10,5% da população (Centers for Disease Control and Prevention [CDC], 2020).

2.4 Factores de risco e complicações

Vários factores de risco contribuem para o desenvolvimento da diabetes, incluindo a idade, os antecedentes familiares, a obesidade, a inatividade física e os maus hábitos alimentares (Nathan et al., 1997). As complicações da diabetes podem ser debilitantes, levando a um aumento da morbilidade e da mortalidade. Estas incluem a doença cardiovascular, a doença renal crónica e a amputação dos membros inferiores, o que realça a necessidade de estratégias eficazes de prevenção e gestão (Zheng et al., 2018).

Capítulo 3: Compreender a Obesidade

3.1 Obesidade: Definição e classificação

A obesidade é uma doença grave e multifatorial caracterizada por uma acumulação anormal ou excessiva de gordura nos tecidos adiposos superior a 20%, que conduz a problemas de saúde significativos, como a diabetes, as doenças cardiovasculares e alguns cancros (Organização Mundial de Saúde [OMS], 2018). Classificações da obesidade Os adultos normalmente classificam o excesso de peso e a obesidade utilizando o Índice de Massa Corporal (IMC), um índice simples de peso por altura. Como tal, o IMC é uma métrica substituta que não reflecte a variabilidade da distribuição da gordura, da massa muscular ou das distribuições da composição corporal específicas da etnia.

3.2.1 Classificação do Índice de Massa Corporal (IMC)

A Organização Mundial de Saúde (OMS) classifica a obesidade com base no IMC da seguinte forma (Organização Mundial de Saúde, 2018):

Baixo peso: IMC < 18,5 kg/m²

Peso normal: IMC 18,5-24,9 kg/m²

Excesso de peso: IMC 25-29,9 kg/m²

Obesidade de classe I: IMC 30-34,9 kg/m²

Obesidade de classe II: IMC 35-39,9 kg/m²

Obesidade Classe III (obesidade grave ou mórbida): IMC ≥ 40 kg/m²

Embora o IMC seja uma métrica muito utilizada, tem limitações. Por exemplo, indivíduos com elevada massa muscular podem ser classificados como tendo excesso de peso ou obesidade, apesar de terem pouca gordura corporal. Além disso, o IMC não distingue entre gordura visceral, que está mais fortemente associada a complicações metabólicas, e gordura subcutânea (Hruby & Hu, 2015).

3.2.2 Circunferência da cintura e rácio cintura/quadril

Para além do IMC, medidas como a circunferência da cintura e a relação cintura-quadril (RCQ) medem a obesidade central, que está mais estreitamente ligada à síndrome metabólica e ao risco cardiovascular (NHLBI 2016). A gordura visceral, que se acumula principalmente como resultado da obesidade central e envolve os órgãos abdominais, é mais metabolicamente ativa e está ligada à resistência à insulina e à inflamação (Després et al., 2015). Homens: ≥40in ou 102cm; mulheres: ≥35in ou 88cm [NHLBI Website]

3.2.3 Classificação Etiológica da Obesidade

A obesidade também pode ser classificada com base na sua etiologia:

Obesidade primária: Resulta de um desequilíbrio energético crónico entre a ingestão e o gasto de calorias, muitas vezes exacerbado por factores relacionados com o estilo de vida, como uma dieta pobre, falta de atividade física e influências ambientais.

Obesidade secundária: Causada por condições médicas subjacentes, como o hipotiroidismo, a síndrome de Cushing ou a utilização de medicamentos como corticosteróides ou antipsicóticos (Purnell et al., 2015).

Fenótipos de obesidade

A investigação recente introduziu o conceito de fenótipos da obesidade, reconhecendo que nem todos os indivíduos com obesidade apresentam os mesmos riscos para a saúde. Os dois fenótipos principais são:

Obesidade Metabolicamente Saudável (MHO): Alguns indivíduos com obesidade não apresentam as complicações metabólicas típicas, como a resistência à insulina ou a hipertensão. Estes indivíduos, classificados como metabolicamente saudáveis, tendem a ter níveis mais baixos de gordura visceral (Blüher, 2020).

Obesidade Metabolicamente Insalubre (MUO): Em contrapartida, os indivíduos com MUO têm níveis mais elevados de gordura visceral, inflamação e resistência à insulina, o que os torna mais susceptíveis a doenças relacionadas com a obesidade, como a diabetes tipo 2 e as doenças cardiovasculares (Blüher, 2020).

A compreensão destes fenótipos realça a necessidade de estratégias de tratamento personalizadas, uma vez que nem todos os indivíduos com obesidade partilham os mesmos perfis de risco.

3.3 Inter-relação entre diabetes e obesidade

A obesidade é um dos factores de risco mais significativos para a DM2 devido ao desenvolvimento de resistência à insulina, em que os tecidos do corpo não respondem eficazmente à insulina. O excesso de gordura, particularmente a gordura visceral, leva à libertação de citocinas pró-inflamatórias e ácidos gordos livres que prejudicam as vias de sinalização da insulina (Després et al., 2001). Este processo contribui, em última análise, para a disfunção das células beta e para a progressão da doença de Alzheimer em indivíduos obesos.

Além disso, o termo "diabesidade" foi cunhado para descrever a estreita associação entre obesidade e T2D, enfatizando a necessidade de estratégias integradas para gerir estas condições coexistentes. As intervenções no estilo de vida que visam a redução de peso através de dieta, exercício e mudanças comportamentais têm demonstrado melhorar significativamente a sensibilidade à insulina e o controlo da glicose em indivíduos com obesidade e T2D (Hruby & Hu, 2015).

3.4 Terminologia "Diabesidade"

O termo diabesidade ganhou proeminência para descrever a dupla epidemia de obesidade e diabetes tipo 2, que estão frequentemente interligadas. Esta condição enfatiza a forma como o excesso de gordura corporal, particularmente a gordura visceral, contribui para a disfunção metabólica, resultando em resistência à insulina e num maior risco de desenvolver diabetes tipo 2. O aumento global das taxas de obesidade tem sido paralelo ao aumento da diabetes tipo 2, tornando crucial o estudo conjunto destas doenças.

O aparecimento deste termo tem origem na relação sinérgica entre a obesidade e a diabetes tipo 2. Os investigadores cunharam o termo diabesidade para realçar o facto de a obesidade não ser apenas uma condição física, mas também uma condição que perturba a saúde metabólica, conduzindo à diabetes. Embora nem todos os indivíduos obesos desenvolvam diabetes, o risco é significativamente maior porque a obesidade prejudica a sensibilidade à insulina (Weiss et al., 2004). Quando o corpo acumula gordura em excesso, especialmente à volta dos órgãos internos, provoca alterações hormonais e inflamatórias que reduzem a capacidade do corpo para utilizar a insulina de forma eficaz. Isto pode levar a níveis elevados de açúcar no sangue, progredindo para diabetes ao longo do tempo (Ferrannini, 1998).

Este conceito tornou-se mais importante à medida que a obesidade emergiu como uma das principais causas de doenças evitáveis, com os esforços de saúde pública cada vez mais centrados no seu papel no desencadeamento da diabetes. A diabesidade realça o fardo de saúde pública representado por estas condições, que em conjunto aumentam o risco de doenças cardíacas, acidentes vasculares cerebrais e outras complicações graves (Astrup & Finer, 2000). Além disso, a diabesidade reflecte a necessidade de uma abordagem integrada para tratar a obesidade e a diabetes, uma vez que a gestão do peso através de mudanças no estilo de vida pode reduzir significativamente o risco de aparecimento ou progressão da diabetes (Zimmet et al., 2001).

3.4.1 O impacto global da diabetes

A diabetes tornou-se um problema global, com maior prevalência nos países ocidentais, mas também está a aumentar em 1/3 das nações do mundo devido à urbanização, estilos de vida sedentários e maus hábitos alimentares. A Organização Mundial de Saúde (OMS) refere que a taxa de obesidade quase triplicou desde 1975; em 2016, mais de 1,9 mil milhões de adultos tinham excesso de peso, dos quais mais de 650 milhões eram obesos (OMS, 2018). A obesidade está a aumentar as taxas de diabetes tipo 2, pelo que a diabetes se tornou um dos desafios de saúde pública mais urgentes que enfrentamos.

Além disso, a prevalência da obesidade não se limita à população adulta, mas está também a aumentar na adolescência e mesmo nas crianças, indicando uma potencial ligação entre a obesidade de início precoce e a diabetes tipo 2 de início precoce. Esta tendência é preocupante porque a diabetes tipo 2 nos jovens apresenta frequentemente um curso mais grave e difícil de controlar, levando ao aparecimento mais precoce de complicações como a doença cardíaca e renal (Pinhas-Hamiel & Zeitler, 2005).

3.4.2 Abordar a questão da diabetes

Diabesidade é um termo crítico que sublinha a interação complexa entre a obesidade e a diabetes tipo 2, dois dos problemas de saúde mais significativos do século XXI. O termo serve para realçar a necessidade urgente de estratégias de saúde pública que abordem ambas as condições em conjunto, e não isoladamente, para prevenir as graves complicações de saúde que surgem da sua coexistência.

3.5 Fisiopatologia

A diabetes mellitus tipo 2 (DMT2) e a obesidade apresentam uma relação bidirecional, com as respectivas fisiopatologias a contribuírem para a progressão e gravidade uma da outra. Em particular, a adiposidade na obesidade é uma das principais causas da resistência à insulina no desenvolvimento da DMT2, pelo que os processos que fazem com que estas reservas de gordura cresçam e sejam controladas são provavelmente muito importantes. Comer em excesso e ter demasiada gordura visceral agrava os problemas metabólicos e prejudica a sinalização da insulina, a função das células beta e o metabolismo da glicose, o que leva a hiperglicemia a longo prazo (Chandrasekaran & Weiskirchen, 2024; Ruze et al., 204).043).

Resistência à insulina e disfunção das células beta:

A resistência à insulina é um dos principais mecanismos que ligam a obesidade à DMT2. Em indivíduos com obesidade, a expansão do tecido adiposo leva a uma produção excessiva de ácidos gordos livres (AGL), citocinas pró-inflamatórias (como o fator de necrose tumoral alfa e a interleucina-6) e adipocinas (como a leptina e a adiponectina), que interferem com as vias de sinalização da insulina (Chandrasekaran & Weiskirchen, 2024). A acumulação de AGL em tecidos como o músculo esquelético e o fígado prejudica a capacidade da insulina para promover a captação de glucose e suprimir a produção hepática de glucose, resultando em níveis elevados de glucose no sangue (Ruze et al., 2023).

A perturbação da sinalização da insulina é um fator chave para o desenvolvimento da resistência à insulina. Na obesidade, o excesso de AGL e os mediadores inflamatórios prejudicam a atividade das proteínas do substrato do recetor de insulina (IRS), que são fundamentais para a sinalização a jusante da insulina. Esta perturbação leva à redução do transporte de glicose para as células musculares e à diminuição da síntese de glicogénio no fígado, contribuindo ambas para a hiperglicemia (Ruze et al., 2023).

. Como mecanismo compensatório, as células beta pancreáticas aumentam a secreção de insulina para superar a resistência à insulina, levando à hiperinsulinemia. No entanto, o stress crónico das células beta acaba por conduzir a uma disfunção das células beta e a uma redução da secreção de insulina (Chandrasekaran & Weiskirchen, 2024).

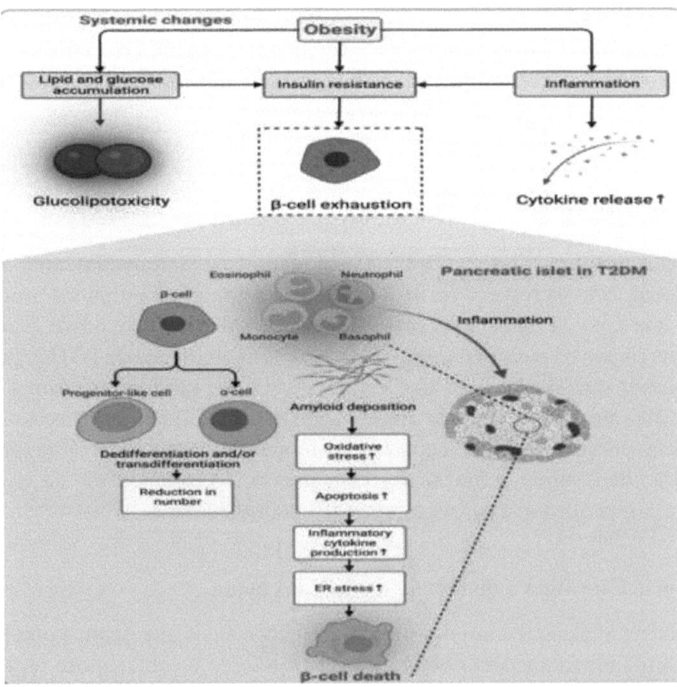

Figura 1: A figura apresenta a aceleração induzida pela obesidade da perda de células β nos ilhéus pancreáticos na diabetes mellitus tipo 2 (DM2). A obesidade leva à acumulação de lípidos e glicose, causando glucolipotoxicidade, o que contribui para a resistência à insulina, o esgotamento das células β e a inflamação sistémica. São libertadas citocinas inflamatórias que agravam a insuficiência das células β. Além disso, no interior dos ilhéus pancreáticos, os depósitos de amiloide contribuem para o stress oxidativo e a apoptose. Esta cascata de processos inflamatórios e apoptóticos resulta em stress do retículo endoplasmático (RE) e, em última análise, na morte das células β. A figura também realça a desdiferenciação das células β em células progenitoras ou noutros tipos de células, o que compromete ainda mais a população funcional de células β, fazendo avançar a progressão da DMT2. (Ruze et al., 2023)

A disfunção das células beta é uma caraterística marcante da progressão da DMT2. Nos indivíduos com obesidade, a inflamação crónica e a resistência à insulina exigem cada vez mais que as células beta segreguem mais insulina. Ao longo do tempo, as células beta são incapazes de manter uma produção adequada de insulina, levando à exaustão e apoptose das células beta (Ruze et al., 2023). A perda de massa funcional das células beta é ainda agravada pela glucotoxicidade e pela lipotoxicidade, ambas consequências da hiperglicemia crónica e de níveis elevados de AGL, respetivamente. Estes factores contribuem para a natureza progressiva da DMT2, em que a produção de insulina diminui com o tempo e a hiperglicemia se agrava.

Papel do tecido adiposo

O tecido adiposo desempenha um papel central na patogénese da obesidade e da DMT2. O tecido adiposo não é apenas um depósito passivo de calorias em excesso, mas é um órgão endócrino ativo que segrega hormonas, citocinas e outras moléculas bioactivas que regulam o metabolismo. Na obesidade, a expansão do tecido adiposo leva a uma alteração do perfil de secreção das adipocinas, o que contribui para a resistência à insulina e para a inflamação crónica (Chandrasekaran & Weiskirchen, 2024).

A gordura visceral, em particular, está fortemente associada à resistência à insulina e à DM2. Ao contrário da gordura subcutânea, a gordura visceral é metabolicamente ativa e liberta maiores quantidades de AGL e citocinas pró-inflamatórias na circulação portal, afectando diretamente o fígado e contribuindo para a resistência à insulina hepática (Ruze et al., 2023). O excesso de AGL promove a acumulação de gordura no fígado, conduzindo à doença hepática gorda não alcoólica (NAFLD), que agrava ainda mais a resistência à insulina. Além disso, a inflamação crónica de baixo grau associada à adiposidade visceral, conhecida como "metaflamação", desempenha um papel fundamental na diminuição da sensibilidade à insulina e na promoção da disfunção das células beta (Chandrasekaran & Weiskirchen, 2024).

Inflamação crónica e imunometabolismo

A inflamação sistémica crónica de baixo grau é uma caraterística fundamental da obesidade e está intimamente ligada ao desenvolvimento da DMT2. O tecido adiposo, particularmente a gordura visceral, fica infiltrado com células imunitárias como os macrófagos, que segregam citocinas pró-inflamatórias que promovem a resistência à insulina. Este processo inflamatório, conhecido como metabolismo imunitário, liga o sistema imunitário à regulação metabólica (Ruze et al., 2023).

A ativação das vias inflamatórias na obesidade leva a um aumento da produção de citocinas como o fator de necrose tumoral-alfa (TNF-α) e a interleucina-6 (IL-6), que prejudicam a sinalização da insulina ao inibir as proteínas do substrato do recetor da insulina (IRS). Isto resulta numa capacidade reduzida da insulina para promover a captação de glicose nos tecidos periféricos, contribuindo para a hiperglicemia (Chandrasekaran & Weiskirchen, 2024). O estado inflamatório crónico também promove a disfunção das células beta ao aumentar o stress oxidativo e a apoptose nos ilhéus pancreáticos, contribuindo ainda mais para a progressão da DM2 (Chandrasekaran & Weiskirchen, 2024).

Deposição de gordura ectópica

Em indivíduos com obesidade, a gordura não é armazenada apenas no tecido adiposo, mas também em tecidos não adiposos, como o fígado, o músculo esquelético e o pâncreas. Esta deposição ectópica de gordura contribui significativamente para a resistência à insulina e para a disfunção das células beta (Ruze et al., 2023). A acumulação de gordura no músculo esquelético prejudica a capacidade da insulina para promover a captação de glicose, enquanto a deposição de gordura no fígado leva a um aumento da produção hepática de glicose e ao desenvolvimento de NAFLD, contribuindo ambos para a hiperglicemia (Chandrasekaran & Weiskirchen, 2024). A gordura ectópica no pâncreas é particularmente prejudicial para a função das células beta. A acumulação de gordura nos ilhéus pancreáticos, conhecida como "lipotoxicidade", promove a apoptose das células beta e prejudica a secreção de insulina. A presença de ácidos gordos e dos seus metabolitos no pâncreas conduz ao stress oxidativo e à inflamação, que danificam ainda mais as células beta e aceleram a progressão da DMT2.

O eixo microbioma-intestino-cérebro

A investigação emergente tem destacado o papel do eixo microbioma-intestino-cérebro na patogénese da obesidade e da DMT2. A microbiota intestinal desempenha um papel crítico na regulação do metabolismo, e as alterações na composição da microbiota intestinal (disbiose) têm sido associadas à resistência à insulina, inflamação e obesidade (Ruze et al., 2023). Em indivíduos com obesidade, a disbiose leva a um aumento da permeabilidade intestinal, o que permite a entrada de endotoxinas bacterianas na circulação, promovendo a inflamação sistémica e a resistência à insulina.

O eixo intestino-cérebro também regula o apetite e o equilíbrio energético através da secreção de hormonas como a grelina, a leptina e a insulina. Na obesidade, a desregulação destes sinais contribui para o aumento da ingestão alimentar e do ganho de peso, o que por sua vez promove a resistência à insulina e o desenvolvimento de DM2 (Chandrasekaran & Weiskirchen, 2024). As intervenções terapêuticas que visam o microbioma, tais como probióticos e modificações dietéticas, estão a ser exploradas como potenciais tratamentos tanto para a obesidade como para a DM2 (Ruze et al., 2023).

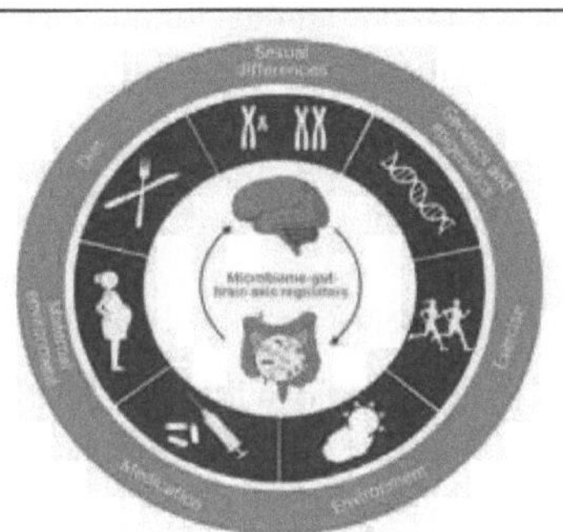

Figura 2: Demonstra os reguladores do eixo microbioma-intestino-cérebro, realçando a comunicação bidirecional entre o intestino e o cérebro. Este eixo é regulado por uma série de factores, incluindo a dieta, as diferenças sexuais, a genética e a epigenética, o exercício, as condições ambientais, a medicação e o ambiente materno. Estes factores influenciam coletivamente tanto a composição do microbioma como a função cerebral, desempenhando um papel fundamental na manutenção da homeostase e tendo um impacto potencial nos resultados de saúde em condições como a obesidade e a diabetes mellitus tipo 2. (Ruze et al., 2023)

Factores genéticos e ambientais

O desenvolvimento da obesidade e da DMT2 é influenciado por uma combinação de factores genéticos e ambientais. Os estudos de associação do genoma (GWAS) identificaram vários loci genéticos que estão associados a um risco acrescido de ambas as condições, incluindo variantes em genes que regulam a secreção de insulina, a adipogénese e o metabolismo da glicose (Ruze et al., 2023). Os factores ambientais, como a má alimentação e a falta de atividade física, amplificam os efeitos destas predisposições genéticas, levando ao desenvolvimento da obesidade e da DMT2 em indivíduos susceptíveis.

Para além dos factores genéticos, as modificações epigenéticas, como a metilação do ADN e a acetilação das histonas, têm sido implicadas na patogénese de ambas as doenças. Estas modificações podem ser influenciadas por factores ambientais e podem contribuir para a transmissão intergeracional da obesidade e do risco de DM2 (Chandrasekaran & Weiskirchen, 2024).

3.6 Epidemiologia e taxas de prevalência

A obesidade atingiu proporções epidémicas em todo o mundo, com a prevalência global da obesidade a quase triplicar desde 1975 (OMS, 2018). Nos Estados Unidos, aproximadamente 42,4% dos adultos foram classificados como obesos em 2017-2018, reflectindo um desafio significativo para a saúde pública (CDC, 2020). A prevalência da obesidade infantil também é preocupante, pois aumenta a probabilidade de obesidade adulta e complicações de saúde associadas.

3.7 Factores de risco e complicações

Os factores de risco para a obesidade são multifacetados, incluindo a predisposição genética, a má alimentação, a falta de atividade física e o estatuto socioeconómico (Swinburn et al., 2011). As complicações da obesidade são extensas e podem afetar significativamente a qualidade de vida. Estas incluem a diabetes tipo 2, a hipertensão, a dislipidemia e vários tipos de cancro. A inter-relação entre a obesidade e essas comorbidades enfatiza a urgência de estratégias integradas de prevenção e gestão.

Capítulo 4: A relação entre a diabetes e a obesidade

4.1 Mecanismos biológicos que ligam a diabetes e a obesidade

A inter-relação entre a diabetes e a obesidade é sustentada por mecanismos biológicos complexos que contribuem para o aparecimento e a progressão de ambas as doenças. No centro desta relação está a resistência à insulina, uma condição em que as células não respondem adequadamente à insulina, levando a níveis elevados de glucose no sangue (Kahn et al., 2014). A resistência à insulina está predominantemente associada ao excesso de tecido adiposo, em particular à gordura visceral, que liberta várias citocinas inflamatórias e hormonas que prejudicam as vias de sinalização da insulina (Hotamisligil, 2006).

O tecido adiposo segrega adipocinas - moléculas bioactivas que podem aumentar ou inibir a sensibilidade à insulina. Por exemplo, a leptina, que é segregada pelo tecido adiposo em proporção à massa gorda, desempenha um papel fundamental na regulação do equilíbrio energético e do apetite. No entanto, na obesidade, a produção excessiva de leptina leva à resistência à leptina, resultando numa ingestão desregulada de alimentos e num aumento do peso corporal (Friedman, 2004). Por outro lado, a adiponectina, outra adipocina, aumenta a sensibilidade à insulina e tem efeitos anti-inflamatórios; os seus níveis estão frequentemente diminuídos em indivíduos com obesidade (Kim et al., 2013). O desequilíbrio entre estas adipocinas contribui significativamente para o desenvolvimento da diabetes tipo 2.

4.2 Factores de risco partilhados

Tanto a diabetes como a obesidade partilham vários factores de risco, que podem exacerbar cada condição. Os factores relacionados com o estilo de vida, como a inatividade física e os maus hábitos alimentares, contribuem significativamente para o aumento da obesidade e, consequentemente, para a prevalência da diabetes tipo 2 (Dabelea et al., 2014). As dietas ricas em hidratos de carbono refinados, açúcares e gorduras não saudáveis promovem o aumento de peso e a resistência à insulina (Swinburn et al., 2011). A predisposição genética também desempenha um papel crucial. Os antecedentes familiares de diabetes e obesidade podem aumentar o risco de desenvolver estas doenças devido a caraterísticas hereditárias que influenciam a composição corporal e o metabolismo (Rupérez et al., 2020). Além disso, os fatores ambientais, como o estatuto socioeconómico, o acesso a alimentos saudáveis e as oportunidades de atividade física, podem agravar ainda mais o risco de obesidade e diabetes (Dendup et al., 2018).

4.3 O papel da Síndrome Metabólica

A síndrome metabólica, caracterizada por um conjunto de condições que incluem aumento da pressão arterial, níveis elevados de glucose no sangue, excesso de gordura corporal à volta da cintura e níveis anormais de colesterol, aumenta significativamente o risco de desenvolver diabetes e doenças cardiovasculares (Grundy et al., 2005). Os indivíduos com síndrome metabólica apresentam frequentemente resistência à insulina, que é um fator chave na progressão da obesidade para a diabetes tipo 2 (Zimmet et al., 2001). A prevalência da síndrome metabólica é alarmantemente elevada em populações com elevadas taxas de obesidade, salientando a necessidade de intervenções direcionadas.

4.4 Implicações para os resultados no domínio da saúde

A ligação entre a diabetes e a obesidade é um importante desafio de saúde pública devido aos efeitos cumulativos que se acumulam. A coexistência destas comorbilidades tem um risco exponencial para o desenvolvimento de DCV, neuropatia, nefropatia e retinopatia, levando ao aumento das taxas de morbilidade e mortalidade (Jensen et al., 2014). Além disso, as pessoas que têm diabetes e obesidade comórbidas podem sofrer de uma pior qualidade de vida, uma vez que é evidente que ter ou compensar ambas as condições crónicas causa uma sobrecarga física, emocional e social, o que acaba por prejudicar a QV (Lee et al., 2015).

Uma compreensão aprofundada da relação entre a diabetes e a obesidade é um passo crucial para o desenvolvimento de modalidades eficazes de prevenção e gestão. Prestar melhores cuidados aos nossos doentes com problemas de saúde mental conduzirá a melhores resultados cardiovasculares, reconhecendo a natureza interligada de corações e mentes saudáveis.

Capítulo 5: Epidemiologia Global da Obesidade e da Diabetes

O peso global da obesidade e da diabetes atingiu níveis alarmantes nas últimas décadas, com ambas as doenças a apresentarem-se frequentemente em simultâneo, criando desafios significativos para os sistemas de saúde em todo o mundo. A obesidade é um dos principais factores de risco modificáveis para a diabetes mellitus tipo 2 (DM2), e as duas doenças partilham uma estreita ligação fisiopatológica. A prevalência crescente da obesidade contribuiu diretamente para o aumento dos casos de diabetes a nível mundial. De acordo com a Federação Internacional de Diabetes (IDF), o número de adultos que vivem com diabetes em 2021 foi estimado em 537 milhões, e prevê-se que este número aumente para 643 milhões em 2030 e 783 milhões em 2045 (Chandrasekaran & Weiskirchen, 2024; Ruze et al., 2023). Da mesma forma, a Organização Mundial de Saúde (OMS) prevê que, em 2030, 60% da população global terá excesso de peso ou será obesa, contribuindo para uma incidência crescente de DM2 (Chandrasekaran & Weiskirchen, 2024).

A epidemia de obesidade é agora um fenómeno global, que afecta todas as idades e grupos socioeconómicos. A Federação Mundial da Obesidade previu uma prevalência global da obesidade de 13,987% e 19,558% entre homens e mulheres, respetivamente, em 2030, bem como uma percentagem específica por sexo da respetiva população abaixo do limiar do IMC de ≥30 kg/m2, por Ruz et al. (2023). A obesidade é um importante fardo para a saúde nos países desenvolvidos, com 42,4% dos adultos nos EUA confirmados como obesos de 2017 a 2020 (Chandrasekaran & Weiskirchen, 2024). O conflito entre a obesidade e a diabetes de tipo 2 nos países mais ricos, como a Austrália, reflecte a prevalência crescente do excesso de peso em muitas nações mais pobres e também contribui para o aumento global das taxas de diabetes de tipo 1. Os investigadores associaram a resistência à insulina, um dos principais factores patogénicos da DMT2, à obesidade. Em regiões com um rápido desenvolvimento económico e condições ambientais obesogénicas, a globalização da obesidade contribuirá significativamente para o aumento da prevalência da DMT2.

A nível mundial, a obesidade contribui para 44% dos casos de diabetes mellitus e as projecções indicam que a prevalência da diabetes relacionada com a obesidade duplicará para mais de 300 milhões de casos até 2025 (Chandrasekaran & Weiskirchen, 2024). O aumento da mortalidade (6,7 milhões de pessoas com idades compreendidas entre os 20 e os 79 anos) devido à diabetes até 2021 também reflecte as tendências (Ruze et al., 2023).

5.1 Epidemiologia no Sudeste Asiático

A região do Sudeste Asiático está no meio de uma das pandemias de obesidade e diabetes que mais cresce no mundo, graças ao crescimento económico, à urbanização e às transições de estilo de vida combinadas. É o caso de países como a Índia, a China e outras regiões do Sudeste Asiático, onde as taxas de DM2 estão a aumentar a um ritmo alarmante, em grande parte devido a um aumento da obesidade. Cerca de 88,5 milhões de pessoas têm diabetes na China e 65,9 milhões na Índia (Ruze et al., 2023). O número crescente de casos de diabetes tipo 2 nestes países deve-se principalmente à obesidade, que resulta de uma mudança para dietas de estilo ocidental ricas em gorduras e açúcares e de uma diminuição da atividade física.

O crescimento económico da região provocou mudanças significativas nos hábitos alimentares, com muitas pessoas a afastarem-se das dietas tradicionais e a optarem por alimentos mais densos em energia e processados. Esta mudança, combinada com ambientes de trabalho mais sedentários, contribuiu significativamente para o aumento da obesidade e do DM2 (Ruze et al., 2023). A prevalência de DM2 é mais elevada no Sudeste Asiático em comparação com outras regiões, particularmente entre as populações urbanas, onde a obesidade é mais comum. Factores culturais, como a preferência por dietas ricas em hidratos de carbono, agravam ainda mais a questão, levando a taxas mais elevadas de adiposidade central, que é um fator de risco chave para a DM2 (Chandrasekaran & Weiskirchen, 2024).

Além disso, a prevalência de diabetes não diagnosticada atingiu níveis inaceitáveis no Sudeste Asiático. A Federação Internacional da Diabetes (IDF) estima que cerca de metade das pessoas que vivem com diabetes nos países de baixo e médio rendimento (LMIC) não estão diagnosticadas. Chandrasekaran & Weiskirchen (2024) relatam um facto devastador: na Índia e no Bangladesh, mais de 50% das pessoas que sofrem de diabetes não são diagnosticadas, o que resulta num grande atraso no tratamento e na ocorrência de complicações anteriormente evitadas. O número crescente de casos já está a sobrecarregar os sistemas de saúde em todo o Sudeste Asiático, evidenciando o custo económico que a diabetes acarreta. E as taxas mais elevadas de diabetes e obesidade manterão a pressão sobre os recursos de saúde, com desafios profundos para os prestadores de cuidados de saúde e os decisores políticos na região.

5.2 Obesidade infantil e diabetes

Nos últimos anos, a obesidade infantil tornou-se uma preocupação crescente em termos de saúde pública, tanto nos países desenvolvidos como nos países em desenvolvimento, coincidindo com um aumento da DMT2 (diabetes mellitus tipo 2) entre os jovens. A prevalência do excesso de peso e da obesidade aumentou drasticamente entre as crianças do Sudeste Asiático, com países como a Malásia e a Tailândia a registarem alguns dos números mais elevados. As taxas de obesidade infantil são as mais elevadas a nível mundial na região do Pacífico Ocidental, prevendo-se que dupliquem até 2030 (Ruze et al., 2023). A obesidade infantil é particularmente preocupante porque leva a que os indivíduos desenvolvam DM2 numa idade mais jovem, o que se traduz numa maior carga de complicações relacionadas com a diabetes ao longo da vida.

Em áreas onde a urbanização e as mudanças nos estilos de vida deram origem a um nível mais baixo de exercício físico e a padrões alimentares distorcidos, a ligação entre a obesidade infantil e a DMT2 tem-se revelado especialmente resistente. De acordo com Ruze et al. (2023), estes demonstraram que em regiões como a Índia, a China e a Indonésia, o aumento epidémico da obesidade infantil está a contribuir progressivamente para o seu aparecimento precoce no grupo dos DMT2. Por exemplo, as doenças cardíacas ou a hipertensão arterial, a retinopatia e talvez até a nefropatia completa são mais comuns nos jovens com DM2 do que nos adultos com DM2. Esta tendência é preocupante porque a DMT2 que começa em jovens adultos está associada a um leque mais alargado de problemas do que a DMT2 que começa em adultos.

5.3 Implicações para a saúde pública

O aumento da incidência da obesidade e de outras doenças não transmissíveis, como a diabetes, representa uma grande ameaça para os sistemas de saúde pública mundiais, especialmente nos países de baixo e médio rendimento (PRMB), que dispõem de recursos de saúde escassos. Prevemos um encargo significativo para os serviços de saúde devido ao aumento da prevalência da DM2 e da obesidade, especialmente na Ásia-Pacífico, onde o rápido progresso económico levou a alterações significativas do estilo de vida que predispõem a ambas as doenças. Para fazer face ao fardo da DM2 e das suas complicações, é crucial implementar uma estratégia de prevenção abrangente para travar as taxas de obesidade em espiral (Chandrasekaran & Weiskirchen, 2024).

Trata-se de uma via fundamental para combater a epidemia crescente, estando já em curso campanhas de saúde pública que salientam o aumento modesto da atividade física e o consumo de alimentos mais saudáveis, bem como os perigos da obesidade. É também essencial um melhor acesso aos serviços de saúde para a deteção precoce e a gestão da diabetes, especialmente em regiões com elevadas taxas de diabetes não diagnosticada. As intervenções no domínio da saúde pública podem ter um impacto no peso global destas doenças se contribuírem para resolver o problema subjacente (ou seja, regimes alimentares deficientes e inatividade física que conduzem à obesidade e à diabetes) (Ruze et al., 2023).

Capítulo 6: Diagnóstico da obesidade em doentes diabéticos: Uma visão geral pormenorizada

Eis uma explicação exaustiva de como a obesidade é diagnosticada em doentes diabéticos:

6.1 Índice de Massa Corporal (IMC)

Índice de Massa Corporal (IMC) é a ferramenta mais comummente utilizada para diagnosticar a obesidade. É calculado dividindo o peso de uma pessoa em quilogramas pela sua altura em metros quadrados (kg/m²). A Organização Mundial de Saúde (OMS) define a obesidade como um IMC ≥30 kg/m² (OMS, 2020). Em pacientes diabéticos, a presença de um IMC elevado pode exacerbar a resistência à insulina, dificultando o controlo da diabetes (Okorodudu et al., 2010).

Classification	BMI (kg/m2)	Risk of health problems
Normal weight	18.5 - 24.9	None
Overweight	25 - 29.9	High
Class 1 Obesity	30 - 34.9	Very high
Class 2 Obesity	35 - 39.9	Very high
Class 3 Obesity	Obesity	Extremely high

Quadro 1: Classificações do Índice de Massa Corporal (IMC) e riscos de saúde associados

No entanto, o IMC tem limitações, particularmente em doentes diabéticos, uma vez que não distingue entre massa gorda e massa magra. Esta limitação torna-se particularmente importante em doentes diabéticos que podem apresentar perda de massa muscular ou obesidade sarcopénica, em que exibem uma gordura corporal elevada apesar de terem um IMC normal ou baixo (Prentice & Jebb, 2001). Por conseguinte, embora o IMC seja uma ferramenta útil de primeira linha, deve ser utilizado em conjunto com outras medidas para um diagnóstico mais exato.

6.2 Circunferência da cintura (CC)

O perímetro da cintura é uma medida mais específica para diagnosticar a obesidade central, que está intimamente ligada ao desenvolvimento da resistência à insulina e da síndrome metabólica em doentes diabéticos. A obesidade central, caracterizada por um excesso de gordura à volta da região abdominal, está fortemente associada a riscos acrescidos de doenças cardiovasculares e a um mau controlo glicémico (Després et al., 2001).

Nos doentes diabéticos, os limites recomendados para o perímetro da cintura são:

- ≥102 cm (40 polegadas) para os homens

- ≥88 cm (35 polegadas) para as mulheres

O perímetro da cintura é uma ferramenta de diagnóstico particularmente valiosa para os doentes diabéticos, porque a gordura visceral - a gordura que se acumula à volta dos órgãos internos - desempenha um papel fundamental no desenvolvimento e agravamento da resistência à insulina (Janssen et al., 2004). Este tipo de gordura é metabolicamente mais ativo e contribui para um estado pró-inflamatório, que piora o metabolismo da glicose e aumenta os riscos cardiovasculares.

6.3 Relação cintura-quadril (RCQ)

O rácio cintura/quadril (RCQ) é outra ferramenta útil para diagnosticar a obesidade em doentes diabéticos, especialmente quando se considera a distribuição da gordura corporal. Este rácio compara a circunferência da cintura com a das ancas. As diretrizes mais actualizadas do National Institute for Heath and Care Excellence (NICE) sobre a identificação e avaliação do excesso de peso, da obesidade e da adiposidade central em adultos sugerem que os profissionais de saúde devem medir a relação cintura/altura, bem como o índice de massa corporal (IMC) em indivíduos com um IMC < 35 kg/m2, como uma estimativa da adiposidade central e como medidas para ajudar a prever os riscos para a saúde. Nos indivíduos com um IMC > 35 kg/m2, é muito provável que tenham um rácio cintura/altura elevado, pelo que se entende que, nesta coorte específica, pode não ser um complemento útil para prever riscos para a saúde.

Aconselha-se que, quando se mede e discute o nível de obesidade de um doente, uma vez que pode haver um estigma associado à obesidade ou devido a crenças culturais/religiosas, o assunto seja abordado com sensibilidade.

Além disso, o NICE (2022) recomenda que, se nós, enquanto prestadores de cuidados de saúde, considerarmos adequado, devemos encorajar os adultos com um IMC <35 kg/m^2 a medir o seu próprio rácio cintura/altura para avaliar a obesidade abdominal, utilizando a tabela abaixo, e devemos explicar como interpretar os resultados e procurar aconselhamento quando existe um risco acrescido para a saúde. Uma regra geral fácil de lembrar: os indivíduos devem tentar manter a sua cintura a metade da sua altura (em números, um rácio cintura/altura < 0,5).

De acordo com o NICE (2022), uma adiposidade central saudável é um rácio cintura/altura entre 0,4 e 0,49, o que indica que não existem riscos acrescidos para a saúde; uma adiposidade central aumentada é um rácio cintura/altura entre 0,5 e 0,59, o que indica riscos acrescidos para a saúde; e uma adiposidade central elevada é um rácio cintura/altura igual ou superior a 0,6, o que indica riscos acrescidos para a saúde.

Ao contrário do IMC, em que há muitos factores a ter em conta na avaliação da medida, estas classificações podem ser utilizadas para as pessoas com um IMC < 35 kg/m2 de ambos os sexos e de todas as etnias, incluindo adultos com elevada massa muscular. Além disso, como o peso pode ser um fator (NICE, 2022).

Box 1 Method for people to measure their own waist and calculate their waist-to-height ratio

Measure

Find the bottom of the ribs and the top of the hips.

Wrap a tape measure around the waist midway between these points (this will be just above the belly button) and breathe out naturally before taking the measurement.

Calculate

Measure waist circumference and height in the same units (either both in centimetres, or both in inches). If you know your height in feet and inches, convert it to inches (for example, 5 feet 7 inches is 67 inches).

Divide waist measurement by height measurement. For example:

- 38 inches divided by 67 inches = waist-to-height ratio of 0.57 **or**
- 96.5 cm divided by 170 cm = waist-to-height ratio of 0.57.

Figura 3: NICE,2022

Nos doentes diabéticos, uma RCQ elevada significa um risco acrescido de desenvolver complicações cardiovasculares e um controlo glicémico deficiente. Uma vez que a RCQ reflecte a distribuição da gordura de forma mais precisa do que o IMC, é frequentemente considerada um melhor indicador de resultados adversos em populações diabéticas (Pischon et al., 2008).

6.4 Percentagem de gordura corporal

Para uma avaliação mais precisa da obesidade em doentes diabéticos, pode medir-se a percentagem de gordura corporal. Métodos como a análise de impedância bioeléctrica (BIA) e a absorciometria de raios X de dupla energia (DEXA) são normalmente utilizados para medir a gordura corporal total e a distribuição da gordura. Estas ferramentas fornecem dados mais precisos do que o IMC, especialmente no caso de doentes com diabetes, em que a distribuição da gordura (visceral versus subcutânea) é um fator crítico na progressão e gestão da doença (Kyle et al., 2001).

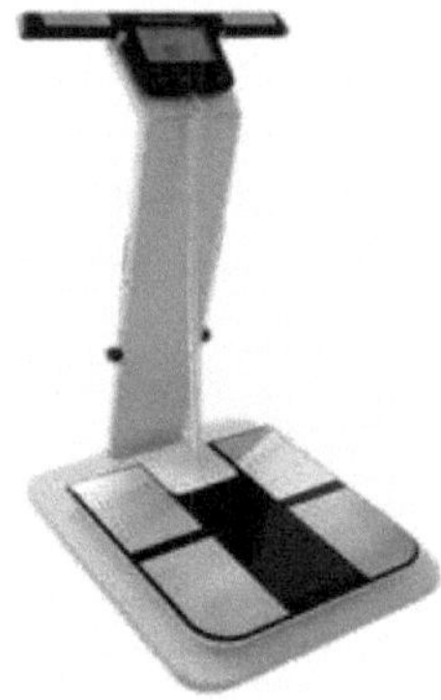

Figura 4: Dispositivo de análise da impedância bioeléctrica (BIA)

Os doentes diabéticos, especialmente os que sofrem de obesidade central, tendem a ter uma maior proporção de gordura visceral, o que contribui para a resistência à insulina e para um mau controlo metabólico. A medição da percentagem e da distribuição da gordura corporal ajuda os profissionais de saúde a compreender melhor a gravidade da obesidade nestes doentes e a adaptar as estratégias de tratamento em conformidade.

As percentagens de gordura corporal recomendadas são as seguintes (Hruby & Hu, 2015):

Gordura corporal normal: Homens: 10-20%

Mulheres: 18-28%

Excesso de peso:- Homens: 21-25%

Mulheres: 29-35%

Obeso: Homens: >25%

Mulheres: >35%

Percentagens de gordura corporal mais elevadas estão associadas a um maior risco de desenvolver doenças relacionadas com a obesidade, incluindo diabetes tipo 2, hipertensão e doenças cardiovasculares. Embora a medição da percentagem de gordura corporal seja mais exacta, é frequentemente menos acessível do que o IMC ou o perímetro da cintura devido ao equipamento necessário.

6.5 Avaliação da gordura visceral através de técnicas de imagiologia

Nos doentes diabéticos, a avaliação da gordura visceral pode ser melhorada através de técnicas de imagiologia avançadas, como a tomografia computorizada (TC) e a ressonância magnética (RM). Estas técnicas oferecem uma visão detalhada da quantidade de gordura visceral presente, que é frequentemente um fator mais crítico do que a gordura corporal total na gestão da diabetes (Després et al., 2001).

Os exames de TC e RMN permitem a medição direta da gordura visceral, proporcionando uma avaliação mais precisa do risco de resistência à insulina e de complicações metabólicas (Després et al., 2001). Estes métodos são particularmente úteis nos casos em que o IMC e o perímetro da cintura podem subestimar a quantidade de gordura metabolicamente prejudicial, como se verifica por vezes em indivíduos com obesidade sarcopénica.

6.6 Marcadores metabólicos no diagnóstico da obesidade em doentes diabéticos

Para além das medidas antropométricas, os marcadores metabólicos são também cruciais para o diagnóstico de complicações relacionadas com a obesidade em doentes diabéticos. Estes incluem:

- Níveis elevados de insulina em jejum: Sugestivo de resistência à insulina.
- Níveis elevados de triglicéridos: Frequentemente encontrados em doentes com obesidade e diabetes.
- Níveis baixos de colesterol HDL: Comum na obesidade e associado a riscos cardiovasculares.

Estes marcadores, combinados com avaliações antropométricas e imagiológicas, fornecem uma imagem abrangente da saúde metabólica e do perfil de risco do doente.

O diagnóstico da obesidade em doentes diabéticos envolve a utilização de várias ferramentas para avaliar a massa gorda total e a distribuição da gordura, em particular a gordura visceral. O IMC, o perímetro da cintura e o rácio cintura-quadril são medidas de primeira linha valiosas, ao passo que a percentagem de gordura corporal e as técnicas de imagiologia avançadas, como a TAC e a RMN, oferecem informações mais pormenorizadas. Estas ferramentas de diagnóstico ajudam os prestadores de cuidados de saúde a adaptar planos de tratamento que abordam tanto a diabetes como a obesidade, melhorando o controlo metabólico global e reduzindo o risco de complicações.

Capítulo 7: Complicações da Diabesidade

A diabetes, ou a combinação de diabetes e obesidade, tem consequências significativas para a saúde. Os indivíduos com ambas as patologias correm um maior risco de desenvolver várias complicações sistémicas, como problemas metabólicos e cardiovasculares, entre outros. O impacto cumulativo desta combinação é tal que a morbilidade e a mortalidade associadas a estas duas (certas) patologias em conjunto são superiores às causadas por qualquer uma delas separadamente. De seguida, apresentamos um olhar aprofundado sobre as complicações da diabetes.

7.1 Complicações cardiovasculares

Uma das complicações mais significativas e potencialmente fatais da diabesidade é a doença cardiovascular (DCV). A obesidade, particularmente a obesidade central, aumenta o risco de desenvolvimento de aterosclerose, que conduz à doença arterial coronária (DAC), ataques cardíacos e acidentes vasculares cerebrais (Eckel et al., 2010). Nos doentes diabéticos, a hiperglicemia prolongada causa disfunção endotelial vascular, o que agrava a acumulação de placas ateroscleróticas, aumentando o risco de enfarte do miocárdio e acidentes vasculares cerebrais isquémicos (Emerging Risk Factors Collaboration, 2010).

- **Hipertensão:** A obesidade leva a um aumento do volume sanguíneo e a um débito cardíaco elevado, contribuindo para o desenvolvimento da hipertensão. Esta situação é ainda agravada pela hiperglicemia observada na diabetes, que pode levar ao endurecimento das artérias e ao aumento da pressão arterial (Piché et al., 2020).
- **Insuficiência cardíaca:** A diabesidade aumenta significativamente o risco de insuficiência cardíaca. A inflamação induzida pela obesidade e a hiperglicemia relacionada com a diabetes contribuem ambas para a hipertrofia do ventrículo esquerdo e para o comprometimento da função miocárdica, conduzindo à insuficiência cardíaca (Piché et al., 2020).

7.2 Resistência à Insulina e Síndrome Metabólica

Tanto a obesidade como a diabetes tipo 2 estão associadas à resistência à insulina, que ocorre quando as células do corpo não respondem adequadamente à insulina. A resistência à insulina é uma caraterística da síndrome metabólica, um conjunto de condições que aumentam o risco de doença cardíaca, acidente vascular cerebral e diabetes tipo 2. Estas condições incluem:

- Níveis elevados de glucose em jejum (um precursor da diabetes tipo 2)
- Dislipidemia (níveis anormais de colesterol), caracterizada por triglicéridos elevados e colesterol HDL baixo,
- Hipertensão
- Obesidade abdominal (Després et al., 2001).

Nas pessoas com diabesidade, a progressão da resistência à insulina é mais rápida, aumentando a probabilidade de desenvolver diabetes completa e as complicações associadas (DeFronzo & Ferrannini, 1991).

7.3 NAFLD (Doença hepática gorda não alcoólica) / MASLD (Doença hepática esteatótica associada ao metabolismo)

A doença hepática gorda não alcoólica (NAFLD) é uma das doenças hepáticas mais comuns em indivíduos com diabesidade. Caracteriza-se pela acumulação de gordura no fígado que não se deve ao consumo excessivo de álcool. Na sua forma grave, a DHGNA pode evoluir para esteato-hepatite não alcoólica (EHNA), fibrose hepática, cirrose e até mesmo cancro do fígado (Chalasani et al., 2018).

A combinação da desregulação lipídica induzida pela obesidade e da hiperglicemia relacionada com a diabetes exacerba a acumulação de gordura no fígado, conduzindo à inflamação e à lesão hepática. Estudos mostram que 75% dos pacientes obesos e até 90% dos pacientes diabéticos podem ter algum grau de NAFLD (Chalasani et al., 2018).

7.4 Doença renal crónica (DRC)

A diabetes é a principal causa de doença renal crónica (DRC) em todo o mundo, e a obesidade é um fator de risco independente para a disfunção renal (Stengel et al., 2003). A nefropatia diabética, uma complicação da hiperglicemia prolongada, é caracterizada pela perda gradual da função renal. Nos indivíduos obesos, o aumento da filtração glomerular e a hipertrofia renal aceleram ainda mais a lesão renal. A hipertensão e a resistência à insulina relacionadas com a obesidade também contribuem para a DRC, tornando a diabesidade um fator de risco importante para a doença renal terminal (Stengel et al., 2003).

7.5 Complicações respiratórias

A obesidade, particularmente a obesidade central, restringe a função pulmonar, levando a várias complicações respiratórias, que são agravadas pela diabetes. Estas incluem:

- **Apneia obstrutiva do sono (AOS):** A obesidade é um fator de risco importante para a apneia do sono, uma doença caracterizada por episódios repetidos de paragem respiratória durante o sono. Na diabesidade, a AOS é mais prevalente e pode piorar o controlo glicémico, contribuindo para a hipóxia intermitente e aumentando a resistência à insulina (Jehan et al., 2017).
- **Síndrome de Hipoventilação por Obesidade (SHO):** Ocorre quando a obesidade leva a níveis cronicamente elevados de dióxido de carbono e a níveis baixos de oxigénio no sangue. A SHO é mais comum em indivíduos com diabesidade devido aos efeitos respiratórios combinados da obesidade e da disfunção metabólica observada na diabetes (Jehan et al., 2017).

7.6 Risco de cancro

A diabetes está associada a um risco acrescido de vários tipos de cancro, incluindo Cancro colorrectal, cancro da mama, cancro do endométrio e cancro do pâncreas (Calle & Kaaks, 2004).

Os mecanismos que ligam a diabesidade ao cancro incluem a inflamação crónica, a hiperinsulinemia e o aumento da produção de factores de crescimento, como o fator de crescimento semelhante à insulina-1 (IGF-1). Estes factores promovem o crescimento e a progressão do tumor. As adipocinas relacionadas com a obesidade, como a leptina, contribuem ainda mais para um estado inflamatório que pode aumentar o risco de cancro (Calle & Kaaks, 2004).

7.7 Perturbações músculo-esqueléticas

A obesidade aumenta a carga mecânica sobre as articulações, contribuindo para o desenvolvimento da osteoartrite, especialmente nas articulações que suportam peso, como os joelhos e as ancas (Chen et al., 2020). A diabetes agrava ainda mais os resultados músculo-esqueléticos ao causar danos microvasculares nos tendões, ligamentos e ossos, conduzindo à neuropatia diabética e à articulação de Charcot (Chen et al., 2020).

7.8 Complicações psicológicas e sociais

A diabete pode causar grandes efeitos emocionais. Para além da depressão, da ansiedade e da baixa autoestima que tendem a afetar as pessoas com obesidade, o simples facto de viver com uma doença crónica pode ter consequências graves. As pessoas com diabesidade têm mais probabilidades de sofrer de depressão do que aquelas que apenas têm diabetes ou obesidade (Polonsky et al., 1995). Para além disso, o estigma social da obesidade pode facilmente provocar a exclusão e, consequentemente, a deterioração da saúde mental.

As complicações relacionadas com a diabetes são vastas e altamente interligadas, envolvendo a maioria dos sistemas de órgãos do corpo. Os doentes que sofrem tanto de obesidade como de diabetes têm complicações mais graves do que aqueles que sofrem apenas de uma doença. Estas complicações incluem doenças cardiovasculares, resistência à insulina, NAFLD (doença hepática gorda não alcoólica), doença renal crónica, problemas respiratórios, cancro em qualquer local, perturbações músculo-esqueléticas e sofrimento psicológico. O conhecimento destas complicações é essencial para permitir o diagnóstico precoce, a prevenção e o tratamento da diabesidade, resultando numa maior sobrevivência dos doentes.

Capítulo 8: Prevenção da Diabetes e da Obesidade: O conceito de Diabesidade

O termo "diabesidade" reflecte a forte inter-relação entre a obesidade e a diabetes mellitus tipo 2 (T2DM). A obesidade não é apenas um dos principais factores de risco para a DMT2, mas é também um fator de agravamento da resistência à insulina, da inflamação e da disfunção metabólica. A diabesidade realça a necessidade de estratégias de prevenção que visem ambas as doenças em simultâneo, uma vez que a prevenção da obesidade pode reduzir significativamente a incidência da diabetes e vice-versa. A prevenção da obesidade e da diabetes requer abordagens multifactoriais, incluindo iniciativas de saúde pública, intervenções no estilo de vida e tratamento médico precoce. Estas estratégias devem centrar-se na gestão do peso, na melhoria da alimentação, no aumento da atividade física e na manutenção da saúde metabólica (Chandrasekaran & Weiskirchen, 2024).

8.1 Intervenções no estilo de vida para prevenção

Modificações dietéticas

As intervenções dietéticas são essenciais para a prevenção da obesidade e da DMT2. Uma dieta equilibrada de cereais integrais, frutas, legumes, proteínas magras e gorduras saudáveis pode fornecer energia e reduzir significativamente o risco de diabetes. Dietas com baixo teor de açúcar e alto teor de fibras estão associadas à perda de peso, bem como à proteção contra flutuações descontroladas da glicose no sangue (Van Gaal et al., 2015). Por exemplo, a dieta mediterrânica levou a uma diminuição do risco de desenvolver DM2 em indivíduos de alto risco, principalmente através da melhoria da sensibilidade à insulina e da perda de peso (Esposito et al., 2015). A redução do consumo de alimentos processados e bebidas açucaradas é uma medida preventiva fundamental para a obesidade e a saúde metabólica, uma vez que podem exacerbar a resistência à insulina devido à elevada ingestão calórica.

Atividade física

A atividade física é crucial tanto na prevenção da obesidade como no controlo da DMT2. O exercício regular ajuda a melhorar a sensibilidade à insulina, a promover a perda de peso e a manter um peso saudável. As diretrizes recomendam pelo menos 150 minutos de exercício de intensidade moderada por semana para reduzir o risco de DM2, particularmente em indivíduos com obesidade (Ruze et al., 2023). O treino de resistência, combinado com exercício aeróbico, pode ser especialmente benéfico para gerir o peso corporal e melhorar o metabolismo da glicose, uma vez que aumenta a massa muscular, o que ajuda na utilização da glicose.

Alterações comportamentais

A prevenção da diabetes também inclui componentes comportamentais e psicológicos. As intervenções comportamentais, como a auto-monitorização e o estabelecimento de objectivos com aconselhamento motivacional, podem resultar em mudanças duradouras que aumentam a atividade física. Os programas eficazes de prevenção da DM2 incluem o Programa de Prevenção da Diabetes (PPD) e visam a alteração do estilo de vida para promover a perda de peso e aumentar a atividade física ao longo do tempo. A educação comportamental para ajudar na gestão do peso (educação sobre os benefícios de um peso saudável para indivíduos em risco) pode ajudar a reduzir a obesidade e, por sua vez, o novo aparecimento da diabetes. Grupo de Investigação do Programa de Prevenção da Diabetes (2002)

8.2 Prevenção farmacológica e médica

Para além das alterações do estilo de vida, as intervenções farmacológicas podem também justificar o desenvolvimento da DMT2 em indivíduos de alto risco, particularmente naqueles com excesso de peso ou obesidade. Por exemplo, estudos demonstraram que a metformina pode adiar o aparecimento da DMT2 em indivíduos com pré-diabetes, particularmente naqueles com um índice de massa corporal (IMC) superior a 35 kg/m2. A metformina previne a diabetes aumentando a sensibilidade à insulina e diminuindo a produção hepática de glucose, o que, por sua vez, impede a progressão inevitável da resistência à insulina para uma diabetes tipo 2 bem estabelecida. (Paulweber et al., 2010)

Os agonistas dos receptores GLP-1, como o liraglutide e o semaglutide, também demonstraram eficácia na prevenção da DM2 em indivíduos obesos, promovendo a perda de peso e melhorando a sensibilidade à insulina (Chandrasekaran & Weiskirchen, 2024). Estes medicamentos são particularmente úteis na gestão da obesidade e da pré-diabetes, uma vez que visam as disfunções metabólicas subjacentes que contribuem para a diabesidade.

8.3 Saúde pública e prevenção de base comunitária

As intervenções de saúde pública são necessárias para reduzir a prevalência da obesidade e da diabetes tipo 2. É por isso que os governos e as organizações de saúde investem na promoção de campanhas de estilos de vida saudáveis, alterações de políticas e programas comunitários. As políticas actuais que abordam a prevenção da obesidade, por exemplo, os impostos sobre o açúcar e as bebidas açucaradas e a regulamentação da rotulagem dos alimentos, bem como a criação de um ambiente propício à atividade física, são susceptíveis de reduzir a epidemia de obesidade e, consequentemente, a DMT2 (Esposito et al., 2015).

Tais intervenções escolares em crianças e adolescentes são igualmente cruciais para evitar que a obesidade infantil ocorra numa idade tão precoce, dado que uma parte significativa da Diabetes Tipo 2 (DM2) é resultado de eventos precipitantes, como a segunda pancada. As medidas de longo prazo capazes de intercetar as futuras gerações de diabetes incluem programas bem-sucedidos de promoção de bons hábitos alimentares, mudanças de comportamento, alterações no estilo de vida e educação sobre os riscos da obesidade ou da diabetes (Ruze et al., 2023).

8.4 Diabesidade e a importância da intervenção precoce

A prevenção da diabesidade requer uma intervenção precoce, uma vez que a progressão da obesidade para a DMT2 ocorre frequentemente de forma insidiosa. A janela de oportunidade para a prevenção do DM2 encontra-se frequentemente na fase pré-diabética, em que as alterações do estilo de vida e as intervenções farmacológicas podem ter o maior impacto. Indivíduos com pré-diabetes, particularmente aqueles com obesidade central, estão em alto risco de desenvolver DM2 dentro de alguns anos se medidas preventivas não forem tomadas (Kumar et al., 2017).

As intervenções precoces, incluindo alterações na dieta e no exercício físico, podem prevenir o desenvolvimento da resistência à insulina e da síndrome metabólica, que são precursores da DMT2. Além disso, os indivíduos que já têm DMT2 podem prevenir a progressão da doença e reduzir as complicações mantendo um peso saudável, melhorando a dieta e praticando uma atividade física regular.

8.5 Esforços a nível mundial e regional para prevenir a diabesidade

A epidemia de diabetes não se limita aos países desenvolvidos. O Sudeste Asiático e outras regiões com uma rápida urbanização e mudanças no estilo de vida estão a assistir a um aumento significativo da obesidade e da DMT2. Nestas regiões, as estratégias de saúde pública devem abordar os factores socioeconómicos e culturais que contribuem para o aumento da diabesidade. Estratégias como a melhoria do acesso a alimentos saudáveis, o aumento da sensibilização do público para os riscos da obesidade e a prestação de serviços de saúde acessíveis para controlo do peso e rastreio da diabetes são fundamentais (Chandrasekaran & Weiskirchen, 2024).

A OMS e a Federação Internacional de Diabetes (IDF) identificaram a diabesidade como uma prioridade de saúde global, enfatizando a necessidade de esforços internacionais coordenados para conter o aumento da prevalência da obesidade e da diabetes. A IDF recomendou estratégias abrangentes que incluem tanto medidas preventivas como programas de deteção precoce para mitigar o peso crescente da diabesidade (Ruze et al., 2023).

Capítulo 9: Implicações da diabetes na saúde pública no Sudeste Asiático

A diabesidade, a dupla pandemia da obesidade e da diabetes mellitus tipo 2 (DM2), tornou-se de facto um desafio significativo para a saúde pública no Sudeste Asiático. De um modo geral, a região debate-se com o aumento da cintura em resultado do rápido progresso económico, da urbanização e da evolução dos estilos de vida modernos, que contribuíram para um aumento do número de indivíduos com excesso de peso e da prevalência da diabetes. As implicações para a saúde pública são enormes, uma vez que a diabetes representa um enorme encargo para as pessoas afectadas, para os sistemas de saúde e, de um modo mais geral, para as economias e as sociedades. A nível mundial, as taxas de diabetes estão a aumentar de forma alarmante devido a uma série de factores interdependentes, tais como escolhas alimentares pouco saudáveis, hábitos de vida sedentários, predisposições genéticas e acesso inadequado aos cuidados de saúde. A epidemia de diabetes, no entanto, levou a Organização Mundial de Saúde a considerar agora uma abordagem sistemática no Sudeste Asiático, onde os recursos de saúde são limitados e, portanto, exigem esforços coordenados entre governos e organizações internacionais (Ruze et al., 2023).

9.1 Aumento da prevalência e dos encargos económicos

A prevalência da diabesidade no Sudeste Asiático tem crescido significativamente nas últimas décadas. Países como a Índia, a China, a Indonésia e a Malásia estão a assistir a um aumento alarmante dos casos de obesidade e diabetes, com milhões de indivíduos em risco de desenvolver DM2 devido ao excesso de peso corporal (Chandrasekaran & Weiskirchen, 2024). Por exemplo, a Índia alberga cerca de 65,9 milhões de pessoas com diabetes, enquanto a China tem 88,5 milhões de indivíduos diagnosticados com a doença, o que faz destes dois países pontos críticos globais para a diabesidade (Ruze et al., 2023). A prevalência da obesidade nestes países também está a aumentar, sobretudo nas zonas urbanas, onde os estilos de vida sedentários e as dietas pouco saudáveis estão a tornar-se mais comuns.

A diabetes representa um encargo económico substancial para o Sudeste Asiático. Os custos diretos dos cuidados de saúde no tratamento da diabetes e das suas complicações - doenças cardiovasculares, nefropatia e retinopatia - são substanciais. Além disso, as doenças relacionadas com a obesidade, como a hipertensão, a dislipidemia e a doença hepática gorda não alcoólica (DHGNA), sobrecarregam os sistemas de saúde. Os custos diretos da gestão da diabetes são as despesas médicas com medicamentos, hospitalização e testes de diagnóstico, enquanto os custos indirectos são as perdas de produtividade devidas a incapacidade ou morte prematura. Em 2010, a diabetes custou ao mundo 1,7 biliões de dólares e a Organização Mundial de Saúde (OMS) estimou que este valor aumentaria para 2,1 biliões de dólares até 2030, o que representa um encargo substancial para o Sudeste Asiático, onde a diabetes está agora bem enraizada. (Ruze et al., 2023).

9.2 Desafios do sistema de saúde

Os sistemas de saúde do Sudeste Asiático enfrentam desafios significativos na gestão do peso crescente da diabetes. Muitos países da região, incluindo a Indonésia, o Vietname e Myanmar, têm sistemas de saúde com poucos recursos e mal equipados para lidar com a procura crescente de cuidados para a diabetes e a obesidade. A disponibilidade limitada de cuidados especializados, como endocrinologistas e especialistas em controlo da obesidade, agrava ainda mais o problema (Chandrasekaran & Weiskirchen, 2024).

Nas zonas rurais, onde o acesso aos cuidados de saúde é limitado, os indivíduos com diabetes podem enfrentar atrasos no diagnóstico e no tratamento. O elevado custo dos medicamentos, como a insulina e outras terapias para baixar a glicose, coloca-os frequentemente fora do alcance de muitos indivíduos com baixos rendimentos, o que resulta numa diabetes mal gerida e num maior risco de complicações. Além disso, o aumento da prevalência da obesidade infantil no Sudeste Asiático representa um novo desafio para os sistemas de saúde. A obesidade infantil está fortemente associada ao aparecimento precoce da DMT2, levando a um maior risco de complicações relacionadas com a diabetes ao longo da vida e aumentando ainda mais os encargos a longo prazo para os sistemas de saúde (Ruze et al., 2023).

9.3 Factores culturais e socioeconómicos

Os factores culturais e socioeconómicos são as principais forças motrizes da diabetes no Sudeste Asiático. A explosão da urbanização e do crescimento económico conduziu a profundas mudanças no estilo de vida contemporâneo, caracterizadas por ambientes de trabalho sedentários e pela disponibilidade abundante de alimentos processados mais baratos e com maior densidade energética. O elevado teor de açúcar, gordura e hidratos de carbono refinados das dietas modernas, que substituíram as dietas tradicionais com baixo teor de gordura e ricas em fibras, também pode contribuir para o aumento da obesidade e da DMT2 (Maki et al., 2015).

Além disso, as alterações alimentares, o aumento dos transportes motorizados e a prevalência de empregos sedentários conduziram a um aumento da inatividade nas zonas urbanas. O Sudeste Asiático também apresenta um nível muito baixo de atividade física, com muitos indivíduos a não praticarem praticamente nenhuma atividade física. A obesidade tem também um impacto socioeconómico, uma vez que as populações de baixos rendimentos não têm frequentemente acesso a alimentos saudáveis e optam por alimentos mais baratos e mais densos em calorias, que perpetuam o aumento de peso (Ruze, B et al., 2023). Além disso, a perceção cultural tradicional do peso corporal como um sinal de riqueza ou saúde, particularmente quando é mais elevado, pode potencialmente minar as mensagens destinadas a reduzir o peso corporal e a promover comportamentos mais saudáveis.

9.4 Estratégias e intervenções de saúde pública

A abordagem da epidemia de diabesidade no Sudeste Asiático requer estratégias abrangentes de saúde pública que se concentrem na prevenção, deteção precoce e gestão eficaz da obesidade e da diabetes. Os governos e as organizações internacionais, como a OMS e a Federação Internacional de Diabetes (IDF), enfatizaram a necessidade de esforços coordenados para combater o crescente fardo da diabesidade na região (Esposito et al., 2015).

Intervenções dietéticas e nutricionais:

Se não se envolverem com os determinantes sociais da doença, a diabesidade (tal como a obesidade) irá disparar ainda mais rapidamente: declarar guerra às bolachas e obrigar a que os Happy Meals não tenham brinquedos não vai abrandar esta epidemia. Os governos devem tornar os alimentos de alta qualidade mais acessíveis para as populações com baixos rendimentos, para os centros urbanos e para as zonas rurais, através de políticas que favoreçam os preços das frutas, dos legumes e dos cereais integrais. Alguns defendem medidas como a tributação das bebidas açucaradas e uma rotulagem mais clara dos alimentos para ajudar os consumidores a tomar decisões alimentares mais acertadas (Acton et al., 2019). A educação escolar e comunitária direcionada para a nutrição intermédia visa aumentar a compreensão do importante papel que uma dieta equilibrada desempenha na manutenção de uma boa saúde, bem como das consequências associadas à obesidade e à diabetes.

Promoção da atividade física

O aumento da atividade física é uma componente essencial da prevenção da diabetes. As iniciativas de saúde pública devem centrar-se na criação de ambientes que incentivem a atividade física, tais como a construção de parques, a melhoria da capacidade de caminhar nas cidades e a promoção de opções de transporte ativo, como andar de bicicleta e a pé. As escolas devem incorporar programas de educação física que promovam o exercício regular e ensinem às crianças a importância de manter um estilo de vida saudável (Chandrasekaran & Weiskirchen, 2024). Os programas de bem-estar no local de trabalho também podem incentivar os adultos a praticar uma atividade física regular, ajudando a reduzir o risco de diabesidade.

Rastreio e deteção precoce

A deteção precoce da obesidade e da diabetes é crucial para prevenir a progressão da diabesidade. A implementação de programas regulares de rastreio da obesidade e da DMT2, particularmente em populações de alto risco, pode ajudar a identificar indivíduos em risco e a proporcionar intervenções precoces. Os esforços de rastreio devem centrar-se na medição do índice de massa corporal (IMC), do perímetro da cintura e dos níveis de glucose no sangue em jejum, uma vez que estes indicadores são eficazes na previsão do risco de desenvolver diabetes em indivíduos obesos (Chandrasekaran & Weiskirchen, 2024).

Reforço do sistema de saúde

O reforço dos sistemas de saúde no Sudeste Asiático é essencial para gerir o peso crescente da diabetes. Os governos têm de investir na formação dos prestadores de cuidados de saúde para que possam prestar cuidados especializados à diabetes e à obesidade, incluindo aconselhamento sobre o estilo de vida, tratamentos farmacológicos e cirurgia bariátrica para casos graves. Melhorar o acesso a medicamentos a preços acessíveis, particularmente para as populações de baixo rendimento, é fundamental para gerir a DM2 em indivíduos com obesidade (Ruze et al., 2023). A integração dos cuidados da diabetes e da obesidade nos serviços de cuidados de saúde primários pode também melhorar a acessibilidade e a eficácia do tratamento dos doentes com diabesidade.

Implicações a longo prazo para a saúde pública

As implicações da diabesidade a longo prazo para a saúde pública no Sudeste Asiático são significativas. Se as tendências actuais da obesidade e da DMT2 se mantiverem, a região enfrentará um fardo crescente de complicações relacionadas com a diabetes, incluindo doenças cardiovasculares, insuficiência renal e mortalidade prematura. Estas complicações não só aumentarão os custos dos cuidados de saúde, como também reduzirão a produtividade e contribuirão para perdas económicas (Ruze et al., 2023). O aumento da prevalência da obesidade infantil agrava ainda mais a situação, uma vez que estas crianças têm maior probabilidade de desenvolver DM2 numa idade mais jovem, o que conduz a um maior peso da doença ao longo da vida.

As estratégias globais de saúde pública que abordam tanto a obesidade como a diabetes são fundamentais para atenuar os impactos a longo prazo da diabesidade. Ao concentrar-se na prevenção, na deteção precoce e na gestão eficaz, o Sudeste Asiático pode reduzir o peso da diabesidade e melhorar a saúde e o bem-estar geral das suas populações.

Capítulo 10: Abordagens de gestão e tratamento

O tratamento da diabetes mellitus tipo 2 (T2DM) em pacientes com obesidade envolve uma abordagem multifacetada que visa tanto a hiperglicemia como o excesso de peso corporal. A obesidade agrava a resistência à insulina e uma redução eficaz do peso pode melhorar significativamente o controlo glicémico em indivíduos com DM2. Os pilares do tratamento incluem modificações do estilo de vida, intervenções farmacológicas e, nalguns casos, opções cirúrgicas como a cirurgia bariátrica. O tratamento farmacológico, em particular, centra-se em medicamentos que não só controlam os níveis de glicose no sangue, mas também ajudam na perda de peso, tornando-os altamente adequados para o controlo da diabetes com obesidade.

10.1 Tratamento farmacológico da diabetes com obesidade

As intervenções farmacológicas para a diabetes em doentes obesos evoluíram no sentido de se centrarem em medicamentos que abordam tanto a hiperglicemia como a gestão do peso. Alguns medicamentos promovem a perda de peso ou têm efeitos neutros no peso corporal, enquanto outros podem levar ao aumento de peso, o que complica o controlo da diabetes em doentes obesos. A tabela abaixo resume as principais opções farmacológicas para o tratamento da DMT2 em indivíduos com obesidade.

10.2 Pormenores sobre as principais classes farmacológicas

Metformina

A metformina é a terapia farmacológica de primeira linha para o DM2, particularmente em pacientes obesos. Actua principalmente através da redução da produção hepática de glicose e da melhoria da sensibilidade à insulina. É importante salientar que a metformina é neutra em termos de peso ou pode causar uma ligeira perda de peso, o que a torna uma opção eficaz para os doentes com obesidade. Está também associada a um baixo risco de hipoglicemia. Estudos mostram que a metformina pode reduzir os níveis de HbA1c em 1-2% (Hirst et al., 2012). No entanto, os seus principais benefícios residem no seu perfil de segurança favorável e no seu efeito neutro em termos de peso, que são particularmente benéficos para os doentes obesos com DMT2.

Agonistas dos receptores GLP-1

Os agonistas dos receptores GLP-1, como o liraglutido e o semaglutido, são cada vez mais populares no tratamento da DMT2 em indivíduos obesos devido aos seus efeitos duplos no controlo da glicose e na perda de peso. Estes medicamentos aumentam a secreção de insulina dependente da glucose e atrasam o esvaziamento gástrico, levando a uma perda de peso significativa (5-15% do peso corporal), para além de reduzirem os níveis de HbA1c em 1-2% (Ruze et al., 2023). Além disso, foi demonstrado que os agonistas dos receptores GLP-1 proporcionam benefícios cardiovasculares, melhorando ainda mais os resultados para os doentes com diabetes e obesidade.

Inibidores SGLT-2

Os inibidores do cotransportador de sódio e glucose-2 (SGLT-2), como a empagliflozina e a canagliflozina, promovem a excreção de glucose na urina, reduzindo assim os níveis de glucose no sangue. Estes medicamentos também levam a uma modesta perda de peso (2-3 kg) e reduzem a HbA1c em 0,7-1% (Chawla et al., 2019). Para além do controlo glicémico, os inibidores SGLT-2 demonstraram baixar a pressão arterial e reduzir o risco de complicações cardiovasculares e renais, tornando-os uma opção valiosa para os doentes obesos com DM2 (Chandrasekaran & Weiskirchen, 2024).

Inibidores da DPP-4

Os inibidores da dipeptidil peptidase-4 (DPP-4), incluindo a sitagliptina e a linagliptina, aumentam os níveis das hormonas incretinas, que ajudam a regular a homeostase da glicose. Embora os inibidores da DPP-4 sejam neutros em termos de peso, são menos eficazes na promoção da perda de peso em comparação com outras classes de medicamentos. Reduzem a HbA1c em 0,5-1% e estão associados a um baixo risco de hipoglicemia, o que os torna uma opção segura para os doentes com obesidade, embora possam não ser a primeira escolha para o controlo do peso (Gallwitz et al., 2019).

Tiazolidinedionas (TZDs)

As tiazolidinedionas, como a pioglitazona e a rosiglitazona, melhoram a sensibilidade à insulina actuando no tecido adiposo, no músculo e no fígado. No entanto, estão associadas ao aumento de peso, o que as torna menos desejáveis para os doentes obesos. As TZD podem reduzir a HbA1c em 0,5-1,5%, mas a sua utilização é frequentemente limitada devido a preocupações com a retenção de líquidos e o aumento de peso (Chandrasekaran & Weiskirchen, 2024). São geralmente reservadas aos doentes que não toleram outras terapêuticas.

Insulina

A insulinoterapia é essencial para muitos doentes com DMT2, particularmente para aqueles com doença avançada que não conseguem obter um controlo glicémico adequado com medicamentos orais. Embora a insulina seja altamente eficaz na redução da HbA1c (1,5-3,5%), está associada a um aumento de peso significativo (4-6 kg) e a um risco acrescido de hipoglicemia (Ruze et al., 2023). Por conseguinte, a insulinoterapia é frequentemente reservada aos doentes com diabetes grave ou àqueles que falharam outros tratamentos.

Agonista duplo dos receptores GIP/GLP-1 (Tirzepatide)

A tirzepatide é um novo agonista duplo dos receptores do polipeptídeo insulinotrópico dependente da glucose (GIP) e do GLP-1. Demonstrou uma eficácia notável tanto no controlo glicémico como na perda de peso. O Tirzepatide promove uma perda de peso significativa (até 15% do peso corporal) e reduz a HbA1c em mais de 2%, tornando-o uma opção altamente promissora para o controlo da diabetes e da obesidade (Sinha et al., 2023)

Treatment	Mechanism of action (Not exhaustive)	Efficacy in weight loss/glycemic control	Advantages	Disadvantages	Impact on body weight/glycemic traits
Weight-lowering drugs					
Orlistat	① Lipase inhibitor ② Fat malabsorption	Weight loss compared with placebo (%, same below): -6.1%/-10.2%	① Certain efficacy ② Convenient	① High rates of side effects ② Limited durability ③ Expensive	① Efficacy of weight loss (compared with lifestyle modification alone): Phentermine-Topiramate>GLP-1RAs>Naltrexone-Bupropion> Orlistat ② Adverse events: Naltrexone-Bupropion>Phentermine-Topiramate>GLP-1RAs>Orlistat ③ Anti-diabetic effect: Intermediate
Phentermine-topiramate (PHEN/TPM)	① Phentermine: norepinephrine-releasing agent ② Topiramate: GABA receptor modulation ③ Appetite↓	-1.2%/-7.8% to 9.3% (dose- dependent)			
Naltrexone-bupropion (NB)	① Naltrexone: opioid antagonist ② Bupropion: dopamine and norepinephrine reuptake inhibitor ③ Food intake↓	-1.3%/-5.0% to -6.1% (dose- dependent)			
GLP-1 receptor agonists (GLP-1RAs)	① Liraglutide: obesity (3.0 mg, once daily)/ T2DM (1.8 mg) ② Semaglutide (2.4 mg, once weekly) ③ Delayed gastric emptying	Liraglutide: -2.6%/-8% Semaglutide: -2.4%/-14.9%			
Anti-diabetic drugs					
Biguanides (Metformin, MET)	① Hepatic glucose output↓ ② Peripheral tissue sensitivity↑ ③ GLP-1 secretion↑	High	① Validated efficacy ② No hypoglycemia ③ Inexpensive ④ Only drug available for patients who are 18 years or younger	① GI symptoms and V_{B12} deficiency ② Dose adjustment/ avoidance for renal disease ③ Lactic acidosis (rare)	↓
Sulfonylureas	Insulin secretion↑	High	① Validated efficacy ② Lowered microvascular risk ③ Inexpensive	① Hypoglycemia ② Uncertain cardiovascular safety ③ Dose adjustment/ avoidance for renal disease ④ High rate of secondary failure	↑
Thiazolidinediones (PPAR-γ agonists or TZDs)	Insulin sensitivity in target organs↑	High	① Low risk of hypoglycemia ② Long durability ③ Lipidemia↓ ④ Cardiovascular events↓ ⑤ Inexpensive	① Risk of edema and heart failure↑ ② Bone loss and bone fractures↑	↑
Meglitinides (Glinides)	Insulin secretion↑	Intermediate-high	① Postprandial glucose fluctuation↓ ② Flexible dosage ③ Safe in advanced renal disease with appropriate dosing ④ Inexpensive	① Hypoglycemia ② Uncertain cardiovascular safety ③ Frequent dosing adjustment	↑

Quadro 2: Efeitos dos medicamentos para redução do peso e dos medicamentos antidiabéticos na gestão da obesidade e da DM (Ruze et al., 2023)

Treatment	Mechanism of action (Not exhaustive)	Efficacy in weight loss/glycemic control	Advantages	Disadvantages	Impact on body weight/glycemic traits
GLP-1RAs	① Insulin secretion↑ ② Glucagon secretion↓ ③ Hepatic glucose output↓ ④ Delayed gastric emptying ⑤ Satiety↑	Intermediate-very high (depend on drug)	① No hypoglycemia as monotherapy ② Excellent postprandial glucose control ③ Cardiovascular risk↓	① GI side effects ② Heart rate↑ ③ Dose adjustment/ avoidance in renal disease ④ Multiple complications ⑤ Very expensive	↓
Dipeptidyl peptidase-4 inhibitors (DDP-4is)	① Insulin secretion↑ ② Glucagon secretion↓	Intermediate	① No hypoglycemia ② Satisfying tolerance	① Potential risk of urticaria/angioedema ② Hospitalization because of heart failure↑ (certain drug) ③ Dose adjustment/ avoidance for renal disease	→
Sodium glucose cotransporter-2 inhibitors (SGLT-2is)	Urinary glucose excretion↑	Intermediate-high (depend on glomerular filtration rate)	① No hypoglycemia ② Blood pressure↓ ③ Effective at all stages of T2DM with preserved glomerular function ④ Cardiovascular risk, heart failure, chronic kidney disease (certain drugs)↓	① Genital and urinary tract infections ② Polyuria ③ Volume depletion/ hypotension/dizziness ④ LDL-C↑ ⑤ Creatinine↑ ⑥ Dose adjustment/ avoidance for renal disease ⑦ Risk for amputation and fracture (canagliflozin) ↑ ⑧ Expensive	↓
α-Glucosidase inhibitors	Slowed glucose absorption by delaying degradation of complex carbohydrates in the GI tract	Low-intermediate	① Low risk for hypoglycemia ② Postprandial glucose fluctuation↓ ③ Mechanism of action in non-systemic way ④ Cardiovascular safety ⑤ Inexpensive	① GI side effects ② Frequent dosing adjustment ③ Dose adjustment/ avoidance for renal disease	↓
Insulin	Insulin supplementation: ① Glucose disposal↑ ② Glucose production↓	Very high	① Universal response ② Satisfying efficacy	① Hypoglycemia ② Frequent dose adjustment ③ Expensive	↑
Amylin analogues	① Glucagon secretion↓ ② Delayed gastric emptying ③ Satiety↑	Intermediate	Postprandial glucose fluctuation↓	① Hypoglycemia ② Frequent dosing adjustment ③ GI side effects ④ Very expensive	↓
GIP/GLP1 dual agonist (Tirzepatide)	Synergistic incretin effect: ① Insulin secretion↑ ② Glucagon secretion↓ ③ Insulin biosynthesis↑ ④ β-cell proliferation↑ ⑤ β-cell apoptosis↓	① vs placebo: -17.71 mmol/mol (-1.62%) to -22.35 mmol/mol (-2.06%) ② vs GLP-1 RAs: -3.22 mmol/mol (-0.29%) to -10.06 mmol/mol (-0.92%) ③ vs basal insulin regimens: -7.66 mmol/mol (-0.70%) to -12.02 mmol/mol (-1.09%)	① Superior effect of glycemia control compared with placebo, GLP1RAs, and basal insulin ② Does not increase the odds of hypoglycemia	GI adverse events (mainly at high dose) such as nausea, vomiting, and diarrhea	Efficacy in body weight reduction: Tirzepatide>GLP-1RAs

(T2) DM, (type 2) diabetes mellitus; GABA, γ-aminobutyric acid; GI, gastrointestinal; LDL-C, low-density lipoprotein cholesterol.

Tabela 3: Os efeitos dos dispositivos médicos na gestão da obesidade e da DM (Ruze et al., 2023)

Treatment	Mechanism of action (Not exhaustive)	Efficacy in weight loss/ glycemic control	Advantages	Disadvantages	Impact on body weight/ glycemic traits
Intragastric balloons	① Gastric volume↓ ② Stimulation of afferent mechanosensitive receptors in the gastric wall ③ Delayed gastric emptying ④ Alterations in GI hormones	Total body weight loss (same below): 5-15%	① Globally used ② Easy placement and removal ③ Reversibility ④ Less invasive	① Temporary use only (6 months maximum) ② Modest weight reduction ③ GI side effects ④ Uncertain long-term safety ⑤ Weight regain	Improvement or remission of T2DM
Electrical stimulation systems	① Gastric accommodation↓ ② Delayed gastric emptying ③ Satiety↑ ④ Calorie intake↓	9.2% at 1 year 8.0% at 2 years	Avoidance of permanent nerve damage	① Multiple side effects ② Relatively invasive and requires intraperitoneal violation (vagal nerve blockade)	
Gastric emptying systems	① Fastened gastric emptying ② Caloric intake↓	15-20%	① Long durability ② No increase in eating disorder incidence ③ Technically easy ④ Approved for higher BMI	① Device-specific risks: electrolyte abnormalities, nausea, and vomiting ② Gastrostomy tube requires maintenance ③ Potassium chloride supplementation and PPIs are commenced to reduce acid loss and potential potassium depletion due to aspiration of gastric contents	
Endoscopic endoluminal bypass liners (**NOT FDA-approved**)	Limitation of intestinal bypass component of bariatric procedure	15-20%	①Reversibility ② Improved glycemic control	① Multiple side effects ② Uncertain long-term safety ③ Fluoroscopic placement	
Other (Duodenal mucosal resurfacing)	① Absorption of nutrients↓ ② Enhanced cretin effect	Mean weight loss of 3.1kg at 3 months Not significant at 6 months	① No incision ② Restored insulin sensitivity ③ Promotes weight loss	① Modest weight loss ② Fluoroscopy needed ③ More data required	
Hydrogel particle	① Gastric volume↓ ② Satiety↑ ③ Calorie intake↓	5-15%	① Long durability ② No increase in eating disorder incidence ③ Convenient	① Uncertain long-term safety ② Modest weight loss ③ More data required ④ Expensive	Improved insulin sensitivity

(T2) DM, (type 2) diabetes mellitus; BMI, body mass index.

10.3 Tratamento cirúrgico da diabetes e da obesidade

As intervenções cirúrgicas, particularmente a cirurgia bariátrica, emergiram como tratamentos altamente eficazes tanto para a obesidade como para a diabetes mellitus tipo 2 (T2DM). Estes procedimentos não só resultam numa perda de peso significativa e sustentada, como também conduzem a melhorias ou mesmo à remissão da DM2 em muitos doentes. A cirurgia bariátrica tem demonstrado uma eficácia notável na reversão da resistência à insulina, melhorando o controlo glicémico e reduzindo a necessidade de medicamentos antidiabéticos. Os principais procedimentos cirúrgicos incluem o bypass gástrico em Y de Roux (RYGB), a gastrectomia em manga e a banda gástrica ajustável, sendo o RYGB e a gastrectomia em manga os mais utilizados devido aos seus benefícios metabólicos.

10.4 Tipos de cirurgia bariátrica

Bypass gástrico em Y de Roux (RYGB)

O RYGB é um dos procedimentos bariátricos mais comuns e eficazes no tratamento da obesidade e da DM2. Esta cirurgia envolve a criação de uma pequena bolsa gástrica e o desvio de uma porção do intestino delgado, o que leva à restrição da ingestão de alimentos e à má absorção de nutrientes. A perda de peso e os benefícios metabólicos do RYGB são alcançados através de vários mecanismos, incluindo a alteração da secreção de hormonas intestinais, o aumento da sensibilidade à insulina e a melhoria da função das células beta (Koliaki et al., 2017). Estudos demonstraram que o RYGB leva a uma perda de peso substancial, com uma perda média de 60-80% do excesso de peso corporal, e taxas de remissão da diabetes que variam de 60-80% (Abdeen et al., 2016). A remissão da DMT2 deve-se principalmente à melhoria da sensibilidade à insulina e ao aumento do efeito incretina após a cirurgia.

Gastrectomia em manga (SG)

A gastrectomia em manga é outro procedimento bariátrico amplamente utilizado que envolve a remoção de aproximadamente 80% do estômago, deixando um tubo estreito ou "manga" como o estômago restante. Este procedimento restringe a ingestão de alimentos e altera os níveis de hormonas intestinais, incluindo a grelina, que desempenha um papel na regulação da fome. A gastrectomia em manga tornou-se popular devido à sua simplicidade em comparação com o RYGB e à sua eficácia na obtenção de uma perda de peso significativa e na remissão da DM2 (Milone et al., 2013). A investigação indica que a SG resulta numa perda de peso média de 50-70% do excesso de peso corporal, com taxas de remissão da diabetes que variam entre 50-70% (Milone et al., 2013).

Banda gástrica ajustável (AGB)

A banda gástrica ajustável é um procedimento bariátrico menos invasivo que envolve a colocação de uma banda à volta da parte superior do estômago para criar uma pequena bolsa gástrica. Este procedimento restringe a ingestão de alimentos, mas não envolve a alteração do trato gastrointestinal ou de hormonas como as outras cirurgias. Embora seja uma opção mais segura e com menos complicações, os resultados da perda de peso e da remissão da diabetes são menos pronunciados em comparação com o RYGB e a SG. Estudos relatam que o BAG leva a uma perda de peso média de 40-50% do excesso de peso corporal, e as taxas de remissão da diabetes rondam os 20-30% (Caiazzo et al., 2013).

Tabela 4: Efeitos da cirurgia bariátrica no controle da obesidade e do DM (Ruze et al., 2023)

Treatment	Mechanism of action (Not exhaustive)	Efficacy in weight loss/ glycemic control	Advantages	Disadvantages	Impact on body weight/glycemic traits
Sleeve gastrectomy (SG)	① Gastric volume↓ ② Fastened gastric emptying ③ Food intake and calorie consumption↓ ④ GI hormones (ghrelin) ↓ ⑤ Appetite↓ ⑥ Satiety↑	1 year: 20-28% ≥6 Years: 22%	① Easier procedure Tends to avoid iron calcium and vitamin deficiencies ② Rapid and substantial weight loss ③ No foreign material implanted ④ Can be used as the initial procedure before RYGB or BPD-DS	① Risk of gastric leaks ② Late complications requiring conversion to RYGB ③ Weight regain due to dilated sleeve ④ Increased risk of postoperative GERD	① Popularity: SG>RYGB>AGB>BPD-DS ② Efficacy of weight loss and T2DM remission: BPD-DS>RYGB>SG>AGB ③ Complications: BPD-DS>RYGB>SG>AGB ④ Common mechanisms: Changes in hunger, satiety, energy balance, gastric pouch emptying rates, vagal signaling, GI hormone activity, circulating BAs, and the gut microbiome. Changes in inflammatory and adipokine profiles
Roux-en-Y gastric bypass (RYGB)	① Food and calories consumption↓ ② Fat malabsorption ③ Calories and nutrients absorption↓ ④ Anti-incretin substances↓ ⑤ Incretin substance secretion↑ ⑥ Insulin sensitivity↑	1 year: 23-43% ≥6 Years: 25-28%	Notable long-term weight loss and glycemic control	① Complexity ② Long-term vitamin and/or mineral deficiencies ③ Longer hospital stay ④ Higher perioperative and late complications	
Adjustable gastric band (AGB)	① Satiety↑ ② Delayed gastric emptying	1 year: 14-30% ≥6 Years: 13-14%	① No surgical division of the stomach ② Shorter operative time ③ Reversibility and adjustability ④ Lower risk of vitamin and/or mineral malabsorption ⑤ Lower rate of death and perioperative complications	① Higher rate of reoperation for obstruction, band slippage or erosion ② Device vulnerability ③ Risk of band obstruction	
Biliopancreatic diversion with duodenal switch (BPD-DS)	① Food consumption↓ ② Absorption of protein, fat, nutrients, and vitamins↓ ③ Changes in GI hormones	<2 years: 48-64% ≥2 Years: 69-78%	① Highest weight loss and improvement in glucose metabolism ② Highest rate of remission of T2DM	① Complexity ② Higher complication rates and mortality ③ Potential deficiencies in proteins, vitamins, and minerals ④ Frequent follow-up required	

Treatment	Mechanism of action (Not exhaustive)	Efficacy in weight loss/ glycemic control	Advantages	Disadvantages	Impact on body weight/glycemic traits
Single-anastomosis duodenal ileostomy with sleeve gastrectomy (SADI-S)	Similar to SG	21.5-41.2%. Without weight regain within 24 months after surgery	① Safe ② More simplified technique and less complications compared to BPD-DS ③ Shorter hospitalization ④ Strengthened efficacy in weight loss and glycemic control for patients with morbid obesity	① Complexity ② Higher complication rates ③ Potential deficiencies in in total serum proteins, folate, vitamin B12, calcium, and zinc	DM remission rate is up to nearly 75%
One anastomosis gastric bypass (OAGB)	① Food intake and calorie consumption↓ ② Altered GI hormones↓ ③ Appetite↓ ④ Satiety↑ ⑤ Insulin sensitivity↑	EBMIL at a mean time of 3.2 ± 4.4 years: ① Revisional operations: 79.14 ± 14.8 ② Primary operations: 83.77 ± 13.41	① Safe ② Higher efficacy in weight loss and DM remission than RYGB and SG, respectively ③ Shorter operative time ④ Less complications	① Potential risk of bile reflux and stomal cancer ② Longer follow-ups and more data are required	① Weight reduction: AOGB≈RYGB>SG ② Average DM remission: 75.8% ± 12.2 at a mean time of 2.9 ± 3.4 years

(T2) DM, (type 2) diabetes mellitus; EBMIL, excess body mass index loss.

10.5 Estratégias nutricionais na prática clínica

A gestão nutricional desempenha um papel fundamental tanto na prevenção como na gestão da diabetes e da obesidade. As estratégias nutricionais baseadas em evidências, enraizadas na investigação clínica, demonstraram uma promessa significativa na atenuação dos efeitos destas condições. Dada a complexidade das respostas alimentares, é crucial confiar em abordagens cientificamente validadas que foram submetidas a testes rigorosos em ensaios controlados aleatórios (RCTs) e revisões sistemáticas.

10.5.1 Dietas com baixo teor de hidratos de carbono

As dietas com baixo teor de hidratos de carbono (DBC) têm merecido grande atenção pelo seu papel na melhoria do controlo glicémico em doentes com diabetes tipo 2. Estudos indicam que a redução da ingestão de hidratos de carbono pode reduzir significativamente os níveis de glicose no sangue e promover a perda de peso, o que é particularmente benéfico para indivíduos obesos com resistência à insulina (Feinman et al., 2015). Uma meta-análise realizada por Meng et al. (2017) concluiu que as DCL eram mais eficazes do que as dietas com baixo teor de gordura para melhorar os níveis de HbA1c e promover uma maior perda de peso durante um período de 12 meses. Estes resultados apoiam a inclusão dos LCDs como uma intervenção dietética, particularmente para pacientes que lutam com a sensibilidade à insulina.

10.5.2 Dietas à base de plantas

Existem cada vez mais provas que apoiam a utilização de dietas à base de plantas (PBD) no controlo da obesidade e da diabetes. Um estudo realizado por Barnard et al. (2006) concluiu que os indivíduos que seguiam uma dieta vegana com baixo teor de gordura registaram reduções significativas nos níveis de HbA1c e no peso corporal em comparação com os que seguiam uma dieta convencional. Além disso, uma meta-análise realizada por Gibbs et al. (2021) indicou que os PBD estavam associados a um IMC mais baixo e a um melhor controlo da glicose no sangue, o que os torna uma opção viável para os indivíduos que procuram intervenções não farmacológicas.

10.5.3 Diretrizes baseadas em evidências para intervenções nutricionais

As diretrizes clínicas, como as da American Diabetes Association (ADA, 2023), recomendam um planeamento individualizado das refeições que tenha em conta as preferências do paciente, os objetivos metabólicos e o estado geral de saúde. Estudos indicam que uma abordagem centrada no paciente que incorpora recomendações dietéticas baseadas em evidências - seja LCD ou PBD - resulta em melhor adesão a longo prazo e resultados clínicos (Evert et al., 2019).

10.6 Exercício e atividade física para resultados clínicos

O exercício físico é uma pedra angular do controlo da diabetes e da obesidade. A investigação científica destaca consistentemente o papel da atividade física na melhoria do controlo glicémico, na redução do peso corporal e na melhoria da saúde cardiovascular. Este capítulo irá explorar as intervenções de exercício baseadas em evidências que demonstraram eficácia clínica nestas populações.

10.6.1 Exercício aeróbico

O exercício aeróbico, como caminhar, correr e andar de bicicleta, tem sido amplamente estudado pelos seus efeitos positivos tanto na diabetes como na obesidade. Uma meta-análise efectuada por Boulé et al. (2001) concluiu que o exercício aeróbico reduziu significativamente os níveis de HbA1c em 0,66% em pessoas com diabetes tipo 2. Além disso, foi demonstrado que a atividade aeróbica promove a perda de gordura, particularmente a gordura visceral, que está associada à síndrome metabólica e à resistência à insulina (Strasser et al., 2013). Estes resultados sublinham a importância do exercício aeróbico regular nos planos de tratamento da diabetes.

10.6.2 Treino de resistência

Num estudo realizado por Castaneda et al. (2002), os doentes com diabetes de tipo 2 que praticaram exercício físico apresentaram uma melhoria de 23% nas taxas de eliminação de glicose após 16 semanas, demonstrando os benefícios a longo prazo da incorporação de exercícios de resistência num regime de gestão da diabetes.

10.6.3 Intervenções de exercício combinado

Verificou-se que a combinação de exercícios aeróbicos e de resistência proporciona resultados superiores em comparação com qualquer uma das modalidades isoladamente. Um estudo de Church et al. (2010) demonstrou que uma combinação de treino aeróbico e de resistência resultou em maiores reduções nos níveis de HbA1c em comparação com qualquer uma das intervenções isoladas. Esta abordagem dupla é cada vez mais recomendada nas diretrizes clínicas para a gestão da diabetes, uma vez que aborda tanto a saúde cardiovascular como a sensibilidade à insulina (Colberg et al., 2016).

10.6.4 Diretrizes baseadas em evidências para a prescrição de exercício

O Colégio Americano de Medicina Desportiva (ACSM, 2020) recomenda pelo menos 150 minutos de atividade aeróbica de intensidade moderada por semana, combinados com duas ou mais sessões de treino de resistência, para indivíduos com diabetes tipo 2 e para aqueles que pretendem perder peso.

10.6.5 Barreiras e facilitadores da adesão ao exercício

Apesar dos benefícios bem documentados do exercício, a adesão continua a ser um desafio para muitos pacientes. A investigação sugere que as intervenções que incorporam estratégias comportamentais, como a definição de objectivos, a entrevista motivacional e o treino personalizado, podem melhorar significativamente a adesão aos regimes de exercício. Os médicos devem, portanto, integrar estas abordagens baseadas em evidências nas suas prescrições de exercício para aumentar a adesão dos pacientes e o sucesso a longo prazo.

Capítulo 11: Avanços recentes no tratamento da diabetes e da obesidade

Nos últimos anos, registaram-se avanços significativos no tratamento da diabetes e da obesidade, impulsionados tanto pela inovação farmacológica como pela integração de novas tecnologias na prática clínica. Este capítulo abordará os tratamentos mais recentes, desde novas terapias medicamentosas a intervenções de ponta que visam proporcionar cuidados mais personalizados e eficazes.

11.1 Novas terapias medicamentosas para a diabetes

Um dos avanços recentes mais significativos no tratamento da diabetes é o desenvolvimento de novas classes de medicamentos destinados a melhorar o controlo glicémico e a atenuar as complicações. Entre estes contam-se os inibidores do SGLT-2 (inibidores do co-transportador sódio-glicose 2), que demonstraram não só reduzir a glicemia, mas também proporcionar efeitos protectores cardiovasculares e renais em doentes com diabetes tipo 2 (Zinman et al., 2015). Estes fármacos revolucionaram os cuidados com a diabetes, ao abordarem as comorbilidades que frequentemente acompanham a doença, como a doença cardíaca e a insuficiência renal.

Para além dos inibidores do SGLT-2, os agonistas dos receptores GLP-1 (glucagon-like peptide-1) surgiram como uma opção altamente eficaz tanto para a perda de peso como para o controlo glicémico. Estes medicamentos imitam a ação das hormonas incretinas, aumentando a secreção de insulina de uma forma dependente da glicose, ao mesmo tempo que suprimem o apetite (Marso et al., 2016). O duplo benefício da regulação do açúcar no sangue e da redução do peso fez dos agonistas dos receptores GLP-1 um tratamento preferido para doentes com diabetes tipo 2 e obesidade concomitante.

11.2 Avanços na farmacoterapia da obesidade

A aprovação do semaglutide como agonista do recetor GLP-1 de alta dose para o controlo crónico do peso chamou a atenção pela sua impressionante eficácia na promoção da perda de peso. Os ensaios clínicos demonstraram que o semaglutide pode reduzir o peso corporal até 15% ao longo de 68 semanas, uma melhoria significativa em comparação com as farmacoterapias anteriores para a obesidade (Wilding et al., 2021). Este medicamento representa uma mudança no sentido de tratar a obesidade como uma doença crónica que requer uma intervenção farmacológica a longo prazo, em vez de depender apenas de mudanças no estilo de vida.

Outro fármaco promissor é o tirzepatide, um agonista duplo dos receptores GLP-1/GIP (polipeptídeo insulinotrópico dependente da glicose), que demonstrou resultados notáveis na promoção da perda de peso e do controlo glicémico (Frías et al., 2021). Este medicamento capitaliza o efeito sinérgico da ativação de duas vias hormonais, fazendo avançar ainda mais a abordagem farmacológica do tratamento da obesidade e da diabetes de tipo 2.

11.3 Medicina personalizada e saúde de precisão

Com o advento da genómica e da medicina de precisão, há um interesse crescente em adaptar os tratamentos da diabetes e da obesidade com base em perfis genéticos individuais. Esta abordagem procura otimizar a terapia através da previsão das respostas dos doentes aos medicamentos com base em marcadores genéticos. Por exemplo, o estudo Action to Control Cardiovascular Risk in Diabetes (ACCORD) identificou variantes genéticas que influenciam a resposta de um indivíduo a determinados medicamentos para a diabetes (Saxena et al., 2007). Embora ainda em fase de investigação, esta abordagem personalizada aos cuidados com a diabetes promete reduzir as tentativas e erros na seleção da medicação e melhorar os resultados dos doentes.

11.4 Tecnologias emergentes: Inteligência artificial e vestíveis

A inteligência artificial (IA) está a transformar rapidamente a gestão da diabetes, melhorando a tomada de decisões clínicas e facilitando os cuidados personalizados. Os algoritmos de IA estão a ser desenvolvidos para analisar grandes conjuntos de dados de monitores contínuos de glicose (CGMs) e bombas de insulina, permitindo ajustes em tempo real na dosagem de insulina. Um desses sistemas orientados para a IA, a tecnologia Control-IQ, demonstrou sucesso na automatização da administração de insulina para manter níveis óptimos de glicose, reduzindo os eventos de hiperglicemia e hipoglicemia em doentes com diabetes tipo 1 (Garg et al., 2017).

Além disso, os dispositivos portáteis que monitorizam a atividade física, o ritmo cardíaco e os padrões de sono estão a ser cada vez mais integrados nos programas de gestão da obesidade. Estes dispositivos fornecem dados valiosos que podem orientar as intervenções e incentivar os doentes a adotar comportamentos mais saudáveis. Os estudos demonstraram que a utilização de dispositivos portáteis, combinada com treino comportamental, pode conduzir a uma perda de peso sustentada e a uma melhoria da saúde metabólica.

11.5 O papel da investigação do microbioma

Uma área de investigação em expansão, tanto no tratamento da diabetes como da obesidade, é o papel do microbioma intestinal. Estudos têm sugerido que alterações na microbiota intestinal estão ligadas à resistência à insulina, obesidade e síndrome metabólica (Zhao et al., 2018). As terapias emergentes, como o transplante de microbiota fecal (FMT), visam modificar o microbioma intestinal para melhorar a saúde metabólica. Embora ainda experimentais, os primeiros ensaios clínicos são promissores, indicando que as terapias baseadas no microbioma podem tornar-se uma modalidade de tratamento futura para distúrbios metabólicos.

11.6 Terapia com células estaminais e transplante de ilhéus

Para os doentes com diabetes tipo 1, foram feitos avanços significativos na terapia com células estaminais e no transplante de ilhotas. Os investigadores estão a trabalhar na criação de células beta a partir de células estaminais que poderão substituir as células produtoras de insulina danificadas em indivíduos com diabetes tipo 1. Ensaios clínicos recentes mostraram que as ilhotas derivadas de células estaminais podem produzir insulina e manter o controlo da glicose sem a necessidade de medicamentos imunossupressores (Millman et al., 2017). Embora ainda em fase experimental, estes tratamentos têm o potencial de oferecer uma cura para a diabetes tipo 1 no futuro.

Capítulo 12: Estudos de caso e exemplos da vida real

Para compreender as complexidades da gestão da diabetes e da obesidade é necessário analisar exemplos do mundo real e histórias de sucesso. Os estudos de caso servem como poderosas ferramentas de aprendizagem, demonstrando a aplicação prática de estratégias de prevenção e gestão. Estes exemplos também destacam os desafios enfrentados em diferentes contextos, oferecendo perspectivas sobre como os indivíduos e as comunidades podem combater eficazmente estas condições inter-relacionadas.

12.1 Iniciativas de base comunitária

Uma das formas mais impactantes de combater a obesidade e a diabetes é através de iniciativas de saúde pública baseadas na comunidade. Por exemplo, o Programa Nacional de Prevenção da Diabetes (DPP) nos Estados Unidos, lançado pelo CDC, centra-se em mudanças de estilo de vida em populações com elevado risco de diabetes tipo 2. Dá ênfase à dieta, à atividade física e ao aconselhamento comportamental, com o objetivo de conseguir uma modesta perda de peso (cerca de 7%) para reduzir significativamente o risco de diabetes. O sucesso deste programa é evidente na sua capacidade de reduzir a incidência de diabetes em 58% em indivíduos de alto risco durante um período de três anos.

Outra iniciativa eficaz é a Estratégia Nacional para a Prevenção e Controlo do Excesso de Peso, da Obesidade e da Diabetes (ENSANUT) do México, que envolve uma combinação de programas educativos, regulamentação da rotulagem dos alimentos e impostos sobre as bebidas açucaradas. O sucesso da estratégia pode ser visto numa ligeira diminuição do consumo de bebidas açucaradas e numa maior sensibilização da população em geral para os riscos de saúde relacionados com a obesidade. No entanto, o sucesso a longo prazo requer um apoio político sustentado e um maior acesso aos cuidados de saúde.

12.2 Intervenções baseadas na escola

A prevenção da obesidade e da diabetes em crianças e adolescentes é essencial, uma vez que os padrões de estilo de vida prejudiciais estabelecidos no início da vida se mantêm frequentemente na idade adulta. A iniciativa Shape Up Somerville em Somerville, Massachusetts, serve de modelo de uma intervenção escolar que produziu resultados favoráveis. Esta iniciativa implementou melhores almoços escolares, melhorou o exercício físico e promoveu o envolvimento da comunidade, resultando numa redução quantificável das taxas de obesidade infantil. Estes projectos sublinham a necessidade de envolver as escolas e as comunidades no combate à obesidade infantil e às doenças associadas, como a diabetes tipo 2. O Programa de Prevenção da Obesidade Infantil em Amesterdão, designado por

Programa de Peso Saudável de Amesterdão, visava as crianças através de intervenções extensivas em instituições educativas, abrangendo a educação nutricional, o incentivo ao transporte ativo (como andar a pé e de bicicleta) e colaborações com organizações locais para promover ambientes saudáveis. A iniciativa indicou uma diminuição de 12% na prevalência de crianças com excesso de peso e obesas nos distritos designados. A eficácia destas iniciativas indica que a intervenção precoce e uma estratégia multi-setorial podem resultar em melhorias duradouras na saúde.

12.3 Histórias de sucesso individuais

A nível individual, as intervenções no estilo de vida e as alterações comportamentais sustentadas podem conduzir a melhorias significativas nos resultados em termos de saúde. Um estudo de caso publicado no Journal of Medical Case Reports destaca o percurso de um homem de meia-idade com obesidade e diabetes tipo 2 que conseguiu inverter a sua situação apenas através de mudanças no estilo de vida. Depois de seguir uma dieta pobre em hidratos de carbono e de aumentar a sua atividade física, perdeu 20% do seu peso corporal e reduziu os seus níveis de HbA1c de 8,5% para 5,7%, passando de diabético para uma regulação normal da glicose sem necessidade de medicação. Estes casos sublinham a importância da educação do doente e da auto-gestão no combate a estas doenças.

Outro caso notável é o do The Diabetes Remission Clinical Trial (DiRECT) no Reino Unido, que demonstrou que os indivíduos com diabetes tipo 2 que seguiam uma dieta rigorosa de restrição calórica podiam conseguir uma perda de peso significativa e, em muitos casos, a remissão da diabetes. Após 12 meses, quase metade dos participantes no grupo de intervenção tinham conseguido a remissão da diabetes tipo 2. Este estudo de caso é significativo, pois oferece esperança às pessoas diagnosticadas com diabetes tipo 2, mostrando que a remissão é possível através de mudanças na dieta.

12.4 Programas de bem-estar das empresas

No sector empresarial, os programas de bem-estar surgiram como ferramentas eficazes para prevenir e gerir a diabetes e a obesidade. Por exemplo, o programa de bem-estar abrangente da Johnson & Johnson, Live for Life, incentiva os funcionários a adoptarem estilos de vida mais saudáveis através de exames de saúde regulares, programas de fitness e educação alimentar. De acordo com um estudo publicado no Journal of Occupational and Environmental Medicine, os funcionários que participaram neste programa apresentaram uma redução de 6% no peso corporal e uma diminuição significativa nos níveis de glicose em jejum durante um período de dois anos.

Da mesma forma, o programa de bem-estar dos funcionários da Google inclui opções de cafetaria nutritivas, centros de fitness no local e formação em mindfulness, tudo com o objetivo de reduzir o stress e promover uma vida mais saudável. Estes programas reflectem a importância dos ambientes de trabalho na formação de comportamentos de saúde individuais e ilustram a forma como a responsabilidade das empresas pode contribuir para enfrentar desafios de saúde pública como a obesidade e a diabetes.

12.5 Desafios e lições aprendidas

Estes estudos de caso ilustram vários triunfos, ao mesmo tempo que sublinham os problemas associados à gestão da diabetes e da obesidade. Uma dificuldade predominante é a necessidade de um empenhamento sustentado, tanto a nível individual como comunitário. A manutenção da perda de peso e de um estilo de vida saudável requer um apoio contínuo, que pode ser difícil de obter em regiões com poucos recursos. O sucesso sustentado da DPP depende significativamente de cuidados contínuos e do acesso contínuo a prestadores de cuidados de saúde. Além disso, as medidas governamentais, como as taxas sobre as bebidas açucaradas, deparam-se com uma resistência substancial por parte do sector da alimentação e das bebidas, tal como evidenciado pela situação no México. Apesar do sucesso inicial, os especialistas em saúde pública defendem que medidas regulamentares abrangentes, incluindo uma melhor rotulagem dos alimentos e limitações à comercialização de alimentos não saudáveis para as crianças, são essenciais para um impacto duradouro.

Estes estudos de caso fornecem informações sobre as diversas tácticas utilizadas para combater a diabetes e a obesidade. Os programas comunitários e as iniciativas corporativas de bem-estar exemplificam que o sucesso é possível quando as estratégias de prevenção e gestão são completas e duradouras. Os conhecimentos adquiridos com estes programas podem fornecer orientações essenciais para futuros esforços no sentido de mitigar o impacto mundial da diabetes e da obesidade.

Capítulo 13 : Conclusão: Um apelo à prática baseada em evidências

Como profissionais de saúde, encontramo-nos na vanguarda da gestão de dois dos problemas de saúde mais prevalentes e com maior impacto do nosso tempo: a diabetes e a obesidade. Estas condições complexas requerem não só uma compreensão profunda da sua fisiopatologia, mas também um empenho na implementação de intervenções comprovadas através de investigação rigorosa. Este livro, Diabetes e Obesidade: A Comprehensive Guide to Health and Wellness, foi escrito para colmatar a lacuna entre o conhecimento clínico e a prática baseada em evidências, fornecendo aos profissionais de saúde um recurso abrangente que se baseia nos mais recentes avanços científicos.

Ao longo dos capítulos, explorámos a natureza multifacetada da diabetes e da obesidade, desde os seus fundamentos biológicos até aos tratamentos inovadores que estão a remodelar o panorama dos cuidados. As abordagens baseadas em evidências aqui apresentadas sublinham a importância da utilização de estratégias validadas tanto na prevenção como na gestão, assegurando que as intervenções não só são eficazes como adaptadas às necessidades individuais dos doentes.

A mudança para a personalização

Uma das tendências mais promissoras da medicina atual é a evolução para a medicina personalizada ou de precisão. Esta mudança é particularmente evidente no tratamento da diabetes e da obesidade, em que as terapêuticas emergentes são cada vez mais concebidas para ter em conta as diferenças genéticas, metabólicas e ambientais entre os doentes. Os avanços na farmacoterapia impulsionados pela investigação, como o desenvolvimento de agonistas dos receptores GLP-1 e inibidores SGLT-2, ofereceram uma nova esperança aos doentes que anteriormente lutavam para conseguir um controlo ideal da sua doença. Além disso, o surgimento de tecnologias alimentadas por IA e dispositivos portáteis promete tornar o atendimento ao paciente mais individualizado e orientado por dados do que nunca.

Uma abordagem global da gestão

Embora os avanços farmacêuticos e tecnológicos sejam, de facto, inovadores, é importante lembrar que nenhuma modalidade de tratamento pode, por si só, abordar totalmente as complexidades da diabetes e da obesidade. Como já discutimos, é essencial uma abordagem holística e multidisciplinar. As intervenções dietéticas, a atividade física, as modificações comportamentais e, quando necessário, as opções cirúrgicas devem ser integradas num plano de cuidados abrangente, informado pela investigação mais recente e adaptado às circunstâncias únicas do doente.

A este respeito, procurei realçar não só as intervenções clínicas que são apoiadas por provas científicas, mas também a importância do envolvimento e da educação dos doentes. Capacitar os doentes com os conhecimentos e as ferramentas de que necessitam para assumir o controlo da sua saúde é tão importante como prescrever os medicamentos certos. De facto, os cuidados centrados no doente - em que os médicos e os doentes colaboram no processo de tomada de decisões - têm demonstrado melhorar os resultados em todos os domínios.

Olhando para o futuro: O Futuro da Gestão da Diabetes e da Obesidade

O futuro da gestão da diabetes e da obesidade é brilhante, com a investigação em curso a abrir novas possibilidades de tratamento e prevenção. A terapia com células estaminais, a investigação do microbioma e a utilização de informação genética para personalizar os planos de tratamento representam apenas algumas das fronteiras que prometem melhores resultados. À medida que a investigação continua a evoluir, o mesmo acontece com as nossas práticas clínicas. Espero que este livro sirva de base para uma aprendizagem e adaptação contínuas à medida que novas evidências se tornam disponíveis.

O papel dos profissionais de saúde

No fim de contas, somos nós os prestadores de cuidados de saúde formados para aplicar estes métodos baseados em provas. Temos de nos manter informados, avaliar criticamente a nova investigação e incorporar informação cientificamente sólida nas nossas rotinas diárias para colmatar as lacunas. Ao fazê-lo, estamos a melhorar a qualidade de vida dos nossos doentes e a contribuir para o esforço global de combate à diabetes e à obesidade.

Em resumo, imploro aos meus colegas profissionais de saúde que abordem a diabetes e a obesidade com curiosidade, empatia e investigação rigorosa. Um tratamento ou método por si só não será capaz de resolver este conjunto complexo de questões, mas o que podemos fazer é utilizar a nossa coleção de ferramentas e técnicas tendo o doente como centro. Ao implementar ideias como estas, podemos garantir que os nossos doentes recebem cuidados da mais elevada qualidade, apoiados por provas, resultando num processo padrão que promove níveis mais elevados de saúde e bem-estar.

REFERÊNCIAS

1. Abdeen , G. e Le Roux, C.W., 2016. Mecanismo subjacente à perda de peso e complicações do bypass gástrico em Y de Roux. Revisão. *Obesity surgery*, *26*, pp.410-421.
2. Acton, R.B., Jones, A.C., Kirkpatrick, S.I., Roberto, C.A. e Hammond, D., 2019. Os impostos e os rótulos da frente da embalagem melhoram a salubridade das compras de bebidas e lanches: um mercado experimental randomizado. *Revista Internacional de Nutrição Comportamental e Atividade Física*, *16*, pp.1-15.

3. Associação Americana de Diabetes, 2020. 2. Classificação e diagnóstico da diabetes: padrões de cuidados médicos na diabetes-2020. *Diabetes care*, *43*(Suplemento_1), pp.S14-S31.
4. Atkinson, M.A., Eisenbarth, G.S. e Michels, A.W., 2014. Diabetes tipo 1. *The lancet*, *383*(9911), pp.69-82.
5. Astrup, A. e Finer, N., 2000. Redefinindo a diabetes tipo 2: "diabesidade" ou "diabetes mellitus dependente da obesidade"? *Obesity reviews*, *1*(2), pp.57-59.
6. Barnard, N.D., Cohen, J., Jenkins, D.J., Turner-McGrievy, G., Gloede, L., Jaster, B., Seidl, K., Green, A.A. e Talpers, S., 2006. Uma dieta vegana com baixo teor de gordura melhora o controlo glicémico e os factores de risco cardiovascular num ensaio clínico aleatório em indivíduos com diabetes tipo 2. *Diabetes care*, *29*(8), pp.1777-1783.
7. Blüher, M., 2020. Obesidade metabolicamente saudável. *Endocrine reviews*, *41*(3), p.bnaa004.
8. Boulé, N.G., Haddad, E., Kenny, G.P., Wells, G.A. e Sigal, R.J., 2001. Effects of exercise on glycemic control and body mass in type 2 diabetes mellitus: a meta-analysis of controlled clinical trials (Efeitos do exercício no controlo glicémico e na massa corporal na diabetes mellitus tipo 2: uma meta-análise de ensaios clínicos controlados). *Jama*, *286*(10), pp.1218-1227.

9. Chiang, J.L., Kirkman, M.S., Laffel, L.M. e Peters, A.L., 2014. Diabetes tipo 1 ao longo da vida: uma declaração de posição da Associação Americana de Diabetes. *Diabetes care*, *37*(7), p.2034.
10. Chalasani, N., Younossi, Z., Lavine, J.E., Charlton, M., Cusi, K., Rinella, M., Harrison, S.A., Brunt, E.M. e Sanyal, A.J., 2018. O diagnóstico e gestão da doença hepática gordurosa não alcoólica: orientação prática da Associação Americana para o Estudo de Doenças do Fígado. *Hepatology*, *67*(1), pp.328-357.

11. Chandrasekaran, P. e Weiskirchen, R., 2024. The role of obesity in type 2 diabetes mellitus-An overview. *International Journal of Molecular Sciences*, *25*(3), p.1882.
12. Centros de Controlo e Prevenção de Doenças. (2020). Relatório Nacional de Estatísticas da Diabetes. Obtido do CDC.
13. Calle, E.E. e Kaaks, R., 2004. Excesso de peso, obesidade e cancro: provas epidemiológicas e mecanismos propostos. *Nature Reviews Cancer*, *4*(8), pp.579-591.
14. Chen , L., Zheng, J.J.Y., Li, G., Yuan, J., Ebert, J.R., Li, H., Papadimitriou, J., Wang, Q., Wood, D., Jones, C.W. e Zheng, M., 2020. Patogénese e gestão clínica da osteoartrite do joelho relacionada com a obesidade: Impacto da carga mecânica. *Jornal de tradução ortopédica*, *24*, pp.66-75.

15. Chawla , R. e Jaggi, S., 2019. Gestão médica da diabesidade. *J Assoc Physicians India*, *67*(12), pp.52-56.
16. Castaneda, C., Layne, J.E., Munoz-Orians, L., Gordon, P.L., Walsmith, J., Foldvari, M., Roubenoff, R., Tucker, K.L. e Nelson, M.E., 2002. A randomized controlled trial of resistance exercise training to improve glycemic control in older adults with type 2 diabetes. *Diabetes care*, *25*(12), pp.2335-2341
17. Church, T.S., Blair, S.N., Cocreham, S., Johannsen, N., Johnson, W., Kramer, K., Mikus, C.R., Myers, V., Nauta, M., Rodarte, R.Q. e Sparks, L., 2010. Efeitos do treinamento aeróbico e de resistência nos níveis de hemoglobina A1c em pacientes com diabetes tipo 2: um estudo controlado randomizado. *Jama*, *304*(20), pp.2253-2262.
18. Caiazzo , R. e Pattou, F., 2013. Banda gástrica ajustável, gastrectomia em manga ou bypass gástrico. A medicina baseada em evidências pode ajudar-nos a escolher? *Jornal de Cirurgia Visceral*, *150*(2), pp.85-95.
19. Colberg, S.R., Sigal, R.J., Yardley, J.E., Riddell, M.C., Dunstan, D.W., Dempsey, P.C., Horton, E.S., Castorino, K. e Tate, D.F., 2016. Atividade física/exercício e diabetes: uma declaração de posição da Associação Americana de Diabetes. *Diabetes care*, *39*(11), p.2065.

20. DeFronzo, R.A. e Ferrannini, E., 1991. Insulin resistance: a multifaceted syndrome responsible for NIDDM, obesity, hypertension, dyslipidemia, and atherosclerotic cardiovascular disease. *Diabetes care*, *14*(3), pp.173-194.
21. Després, J.P., Lemieux, I. e Prud'Homme, D., 2001. Treatment of obesity: need to focus on high risk abdominally obese patients. *Bmj*, *322*(7288), pp.716-720.
22. Dabelea , D., Mayer-Davis, E.J., Saydah, S., Imperatore, G., Linder, B., Divers, J., Bell, R., Badaru, A., Talton, J.W., Crume, T. e Liese, A.D., 2014. Prevalência de diabetes tipo 1 e tipo 2 entre crianças e adolescentes de 2001 a 2009. *Jama*, *311*(17), pp.1778-1786.
23. Grupo de Investigação do Programa de Prevenção da Diabetes (DPP), 2002. The Diabetes Prevention Program (DPP) description of lifestyle intervention (O Programa de Prevenção da Diabetes (DPP) descrição da intervenção no estilo de vida). *Diabetes care*, *25*(12), pp.2165-2171.
24. Dendup , T., Feng, X., Clingan, S. e Astell-Burt, T., 2018. Fatores de risco ambientais para o desenvolvimento de diabetes mellitus tipo 2: uma revisão sistemática. *Revista internacional de pesquisa ambiental e saúde pública*, *15*(1), p.78.
25. Evert, A.B., Dennison, M., Gardner, C.D., Garvey, W.T., Lau, K.H.K., MacLeod, J., Mitri, J., Pereira, R.F., Rawlings, K., Robinson, S. e Saslow, L., 2019. Terapia nutricional para adultos com diabetes ou pré-diabetes: um relatório de consenso. *Diabetes care*, *42*(5), p.731.
26. Eckel, R.H., Alberti, K.G., Grundy, S.M. e Zimmet, P.Z., 2010. The metabolic syndrome (A síndrome metabólica). *The lancet*, *375*(9710), pp.181-183.
27. Esposito, K., Maiorino, M.I., Bellastella, G., Chiodini, P., Panagiotakos, D. e Giugliano, D., 2015. Uma jornada para uma dieta mediterrânica e diabetes tipo 2: uma revisão sistemática com meta-análises. *BMJ open*, *5*(8), p.e008222.

28. Feinman, R.D., Pogozelski, W.K., Astrup, A., Bernstein, R.K., Fine, E.J., Westman, E.C., Accurso, A., Frassetto, L., Gower, B.A., McFarlane, S.I. e Nielsen, J.V., 2015. Restrição de carboidratos na dieta como primeira abordagem no controle do diabetes: revisão crítica e base de evidências. *Nutrição*, *31*(1), pp.1-13.

29. Ferrannini, E., 1998. Insulin resistance versus insulin deficiency in non-insulin-dependent diabetes mellitus: problems and prospects. *Endocrine Reviews*, *19*(4), pp.477-490.
30. Friedman, J.M., 2004. A ciência moderna contra o estigma da obesidade. *Nature medicine*, *10*(6), pp.563-569.
31. Garg , S.K., Weinzimer, S.A., Tamborlane, W.V., Buckingham, B.A., Bode, B.W., Bailey, T.S., Brazg, R.L., Ilany, J., Slover, R.H., Anderson, S.M. e Bergenstal, R.M., 2017. Resultados de glicose com o uso doméstico de um sistema híbrido de administração de insulina em circuito fechado em adolescentes e adultos com diabetes tipo 1. *Tecnologia e terapêutica da diabetes*, *19*(3), pp.155-163.
32. Garg, A., 2004. Regional adiposity and insulin resistance (Adiposidade regional e resistência à insulina). *The Journal of Clinical Endocrinology & Metabolism*, *89*(9), pp.4206-4210.
33. Grundy, S.M., Cleeman, J.I., Daniels, S.R., Donato, K.A., Eckel, R.H., Franklin, B.A., Gordon, D.J., Krauss, R.M., Savage, P.J., Smith Jr, S.C. e Spertus, J.A., 2005. Diagnosis and management of the metabolic syndrome: an American Heart Association/National Heart, Lung, and Blood Institute scientific statement (Diagnóstico e gestão da síndrome metabólica: uma declaração científica da American Heart Association/National Heart, Lung, and Blood Institute). *Circulation*, *112*(17), pp.2735-2752.
34. Gallwitz, B., 2019. Uso clínico de inibidores de DPP-4. *Fronteiras em endocrinologia*, *10*, p.389.
35. Gibbs , J., Gaskin, E., Ji, C., Miller, M.A. e Cappuccio, F.P., 2021. O efeito dos padrões alimentares à base de plantas na pressão arterial: uma revisão sistemática e meta-análise de ensaios de intervenção controlados. *Journal of hypertension*, *39*(1), pp.23-37.
36. Hruby, A. e Hu, F.B., 2015. The epidemiology of obesity: a big picture. *Pharmacoeconomics*, *33*, pp.673-689.
37. Hotamisligil, G.S., 2006. Inflamação e doenças metabólicas. *Nature*, *444*(7121), pp.860-867.
38. Hirst , J.A., Farmer, A.J., Ali, R., Roberts, N.W. e Stevens, R.J., 2012. Quantificar o efeito do tratamento e da dose de metformina no controlo glicémico. *Diabetes care*, *35*(2), pp.446-454.
39. Jehan , S., Zizi, F., Pandi-Perumal, S.R., Wall, S., Auguste, E., Myers, A.K., Jean-Louis, G. e McFarlane, S.I., 2017. Apneia obstrutiva do sono e obesidade: implicações para a saúde pública. *Medicina e distúrbios do sono: revista internacional*, *1*(4).
40. Jensen, M.D., Ryan, D.H., Apovian, C.M., Ard, J.D., Comuzzie, A.G., Donato, K.A., Hu, F.B., Hubbard, V.S., Jakicic, J.M., Kushner, R.F. e Loria, C.M., 2014. Diretriz AHA / ACC / TOS 2013 para o gerenciamento de sobrepeso e obesidade em adultos: um relatório do American College of Cardiology / American Heart Association Task Force on Practice Guidelines e The Obesity Society. *Circulation*, *129*(25_suppl_2), pp.S102-S138.
41. Janssen, I., Katzmarzyk, P.T. e Ross, R., 2004. O perímetro da cintura e não o índice de massa corporal explica o risco para a saúde relacionado com a obesidade. *The American journal of clinical nutrition*, *79*(3), pp.379-384.
42. Koliaki, C., Liatis, S., Le Roux, C.W. e Kokkinos, A., 2017. O papel da cirurgia bariátrica no tratamento da diabetes: desafios e perspectivas actuais. *BMC endocrine disorders*, *17*, pp.1-12.
43. Kahn, S.E., Cooper, M.E. e Del Prato, S., 2014. Fisiopatologia e tratamento da diabetes tipo 2: perspectivas sobre o passado, o presente e o futuro. *The Lancet*, *383*(9922), pp.1068-1083.

44. Kim, D.H., Kim, C., Ding, E.L., Townsend, M.K. e Lipsitz, L.A., 2013. Níveis de adiponectina e o risco de hipertensão: uma revisão sistemática e meta-análise. *Hypertension*, *62*(1), pp.27-32.
45. Kyle, U.G., Genton, L., Slosman, D.O. e Pichard, C., 2001. Percentis de massa gorda e sem gordura em 5225 indivíduos saudáveis com idades compreendidas entre os 15 e os 98 anos. *Nutrition*, *17*(7-8), pp.534-541.
46. Kumar , N., Puri, N., Marotta, F., Dhewa, T., Calabrò, S., Puniya, M. e Carter, J., 2017. Diabesidade: uma epidemia com as suas causas, prevenção e controlo com especial enfoque no regime dietético. *Alimentos Funcionais na Saúde e na Doença*, *7*(1), pp.1-16.
47. Leslie, W.S., Ford, I., Sattar, N., Hollingsworth, K.G., Adamson, A., Sniehotta, F.F., McCombie, L., Brosnahan, N., Ross, H., Mathers, J.C. e Peters, C., 2016. O Ensaio Clínico de Remissão de Diabetes (DiRECT): protocolo para um ensaio aleatório de cluster. *BMC family practice*, *17*, pp.1-10.
48. Lee, J., Lee, E.H., Kim, C.J. e Moon, S.H., 2015. Instrumentos de sofrimento emocional relacionados com a diabetes: uma revisão sistemática das propriedades de medição. *Revista internacional de estudos de enfermagem*, *52*(12), pp.1868-1878.
49. Millman , J.R. e Pagliuca, F.W., 2017. Células β-like derivadas de células estaminais pluripotentes autólogas para a terapia celular da diabetes. *Diabetes*, *66*(5), pp.1111-1120.
50. Maki , K.C. e Phillips, A.K., 2015. Substituições dietéticas para hidratos de carbono refinados que se revelam promissoras para reduzir o risco de diabetes tipo 2 em homens e mulheres. *The Journal of nutrition*, *145*(1), pp.159S-163S.
51. Milone , M., Di Minno, M.N.D., Leongito, M., Maietta, P., Bianco, P., Taffuri, C., Gaudioso, D., Lupoli, R., Savastano, S., Milone, F. e Musella, M., 2013. Cirurgia bariátrica e remissão de diabetes: gastrectomia em manga ou bypass mini-gástrico? *Jornal Mundial de Gastroenterologia: WJG*, *19*(39), p.6590.
52. Meng, Y., Bai, H., Wang, S., Li, Z., Wang, Q. e Chen, L., 2017. Eficácia da dieta pobre em hidratos de carbono para a gestão da diabetes mellitus tipo 2: uma revisão sistemática e meta-análise de ensaios clínicos aleatórios. *Pesquisa e prática clínica em diabetes*, *131*, pp.124-131.
53. Marso, S.P., Daniels, G.H., Brown-Frandsen, K., Kristensen, P., Mann, J.F., Nauck, M.A., Nissen, S.E., Pocock, S., Poulter, N.R., Ravn, L.S. e Steinberg, W.M., 2016. Liraglutide e resultados cardiovasculares no diabetes tipo 2. *New England Journal of Medicine*, *375*(4), pp.311-322.
54. Institutos Nacionais de Saúde, 2016. Avaliar o seu peso e o risco para a saúde. *Nhlbi. nih. gov.[Online] Disponível em: https://www. nhlbi. nih. gov/health/educational/lose_wt/risk. htm [Acedido em 18/03/2016]*.
55. Nathan, D.M., Meigs, J. e Singer, D.E., 1997. The epidemiology of cardiovascular disease in type 2 diabetes mellitus: how sweet it is... or is it? *The Lancet*, *350*, pp.S4-S9.
56. Okorodudu, D.O., Jumean, M.F., Montori, V.M., Romero-Corral, A., Somers, V.K., Erwin, P.J. e Lopez-Jimenez, F., 2010. Desempenho diagnóstico do índice de massa corporal para identificar a obesidade definida pela adiposidade corporal: uma revisão sistemática e meta-análise. *Revista Internacional de Obesidade*, *34*(5), pp.791-799.
57. Polonsky , W.H., Anderson, B.J., Lohrer, P.A., Welch, G., Jacobson, A.M., Aponte, J.E. e Schwartz, C.E., 1995. Assessment of diabetes-related distress. *Diabetes care*, *18*(6), pp.754-760.

Purnell, J.Q., 2015. Definições, classificação e epidemiologia da obesidade.
58. Prentice, A.M. e Jebb, S.A., 2001. Para além do índice de massa corporal. *Obesity reviews*, *2*(3), pp.141-147.
59. Pischon, T., Boeing, H., Hoffmann, K., Bergmann, M., Schulze, M.B., Overvad, K., Van Der Schouw, Y.T., Spencer, E., Moons, K.G.M., Tjønneland, A. e Halkjaer, J., 2008. General and abdominal adiposity and risk of death in Europe (Adiposidade geral e abdominal e risco de morte na Europa). *New England Journal of Medicine*, *359*(20), pp.2105-2120.
60. Pinhas-Hamiel, O. e Zeitler, P., 2005. The global spread of type 2 diabetes mellitus in children and adolescents. *The Journal of pediatrics*, *146*(5), pp.693-700.
61. Piché , M.E., Tchernof, A. e Després, J.P., 2020. Fenótipos de obesidade, diabetes e doenças cardiovasculares. *Circulation research*, *126*(11), pp.1477-1500.

62. Paulweber , B., Valensi, P., Lindström, J., Lalic, N.M., Greaves, C.J., McKee, M., Kissimova-Skarbek, K., Liatis, S., Cosson, E., Szendroedi, J. e Sheppard, K.E., 2010. Uma diretriz europeia baseada em provas para a prevenção da diabetes tipo 2. *Hormone and Metabolic research*, *42*(S 01), pp.S3-S36.
63. Ruze, R., Liu, T., Zou, X., Song, J., Chen, Y., Xu, R., Yin, X. e Xu, Q., 2023. Obesidade e diabetes mellitus tipo 2: conexões em epidemiologia, patogénese e tratamentos. *Frontiers in endocrinology*, *14*, p.1161521.
64. Rupérez , F.J., Martos-Moreno, G.Á., Chamoso-Sánchez, D., Barbas, C. e Argente, J., 2020. Resistência à insulina em crianças obesas: qual pode ser a contribuição da metabolómica e da modelação de adipocinas? *Nutrientes*, *12*(11), p.3310.
65. Strasser , B., 2013. A atividade física na obesidade e na síndrome metabólica. *Anais da Academia de Ciências de Nova Iorque*, *1281*(1), pp.141-159.
66. Scheen , A.J., 2003. Estratégias de gestão actuais para a coexistência de diabetes mellitus e obesidade. *Drugs*, *63*, pp.1165-1184.
67. Saeedi , P., Petersohn, I., Salpea, P., Malanda, B., Karuranga, S., Unwin, N., Colagiuri, S., Guariguata, L., Motala, A.A., Ogurtsova, K. e Shaw, J.E., 2019. Estimativas globais e regionais da prevalência da diabetes para 2019 e projecções para 2030 e 2045: Resultados do Atlas da Diabetes da Federação Internacional da Diabetes. *Investigação e prática clínica da diabetes*, *157*, p.107843.
68. Swinburn, B.A., Sacks, G., Hall, K.D., McPherson, K., Finegood, D.T., Moodie, M.L. e Gortmaker, S.L., 2011. A pandemia global de obesidade: moldada por factores globais e ambientes locais. *The lancet*, *378*(9793), pp.804-814.
69. Stengel , B., Tarver-Carr, M.E., Powe, N.R., Eberhardt, M.S. e Brancati, F.L., 2003. Lifestyle factors, obesity and the risk of chronic kidney disease (Factores de estilo de vida, obesidade e risco de doença renal crónica). *Epidemiology*, *14*(4), pp.479-487.
70. Sinha , R., Papamargaritis, D., Sargeant, J.A. e Davies, M.J., 2023. Eficácia e segurança da tirzepatide na gestão da diabetes tipo 2 e da obesidade. *Journal of obesity & metabolic syndrome*, *32*(1), p.25.
71. The National Institute of Health and Care Excellence (2022) Obesity: identification, assessment and management: Clinical guideline [CG189], disponível em: https://www.nice.org.uk/guidance/cg189/chapter/Recommendations#identifying-and-assessing-overweight-obesity-and-central-adiposity.

72. Van Gaal , L. e Scheen, A., 2015. Controlo do peso na diabetes tipo 2: abordagens actuais e emergentes ao tratamento. *Diabetes care*, *38*(6), pp.1161-1172.

73. Organização Mundial de Saúde, 2018. Obesidade e excesso de peso. 2018: https://www. who. int/news-room/fact-sheets/detail/obesity-and-overweight. *Atualizado* em *fevereiro de 16.*
74. Weiss, R., Dziura, J., Burgert, T.S., Tamborlane, W.V., Taksali, S.E., Yeckel, C.W., Allen, K., Lopes, M., Savoye, M., Morrison, J. e Sherwin, R.S., 2004. Obesity and the metabolic syndrome in children and adolescents (Obesidade e síndrome metabólica em crianças e adolescentes). *New England journal of medicine*, *350*(23), pp.2362-2374.

75. Zimmet, P., Alberti, K.G.M.M. e Shaw, J., 2001. Global and societal implications of the diabetes epidemic (Implicações globais e sociais da epidemia de diabetes). *Nature*, *414*(6865), pp.782-787.
76. Zheng, Y., Ley, S.H. e Hu, F.B., 2018. Etiologia global e epidemiologia do diabetes mellitus tipo 2 e suas complicações. *Nature reviews endocrinology*, *14*(2), pp.88-98.

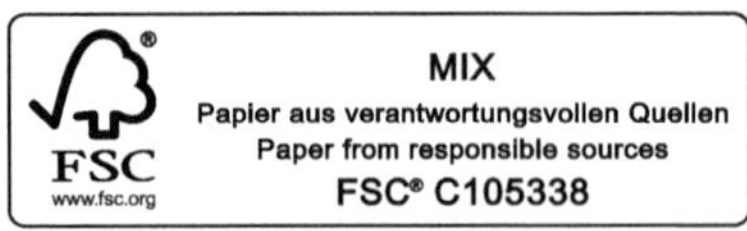

Printed by Books on Demand GmbH, Norderstedt / Germany